驚くべき
健康・美容パワーの
スーパーフード！

ナッツをうまく食べれば100歳まで長生きできる！

工藤内科院長　東洋医学・漢方医
工藤孝文

河出書房新社

はじめに

このところ、「人生１００年時代」という表現をよく聞きます。これはイギリスのロンドン・ビジネス・スクールで教授を務めるリンダ・グラットンさんとアンドリュー・スコットさんが２０１６年に出した共著『LIFE SHIFT　１００年時代の人生戦略』（訳書、東洋経済新報社）で用《もち》いたもので、世界中の人々に大きなインパクトを与えました。人が１００年も健康で生きられる社会が到来すると予測され、その中ではこれまでのライフコースのあり方を見直していかなければならないとしています。日本でも２０１７（平成29）年に設置された「人生１００年時代構想会議」で、どのような社会にしていくかなど、さまざまなことが話し合われているところです。

いよいよ、１００歳まで生きることが視野に入ってきたのだなと思います。

私たち一人ひとりにとって大切なことは、いかに健康に人生１００年時代を過ごしていくかということです。

こう話すと、自分の生活スタイルを振り返って、もっと運動しなくちゃとか、もっと食生活に気を配らないといけないなどと焦ったり、どうやって変えていったらいいのだろうと不安になったりする人が多いかもしれません。でも、あれこれ無理をしても続きません。健康な自分自身でいるために大切なのは、体によいことを継続することです。

そこでおすすめしたいのが、アーモンドやクルミ、カシューナッツ、ピーナッツなどのナッツ類を食べること。なぜなら、とっても簡単な上に、効果的と言えるからです。

近年、ナッツ類の栄養素と健康に対する効果に注目が集まっています。その理由はさまざまだと思いますが、一つにはナッツ類を食べるということはとても手軽で、だれでもすぐに取り入れやすいため、多くの人の健康に直接つながるということが挙げられるのではないかと考えています。

「ナッツ類を食べるだけなら、無理なく続けられそう」とピンときた方、ぜひ本書を参考にナッツ食をルーティンにしてください。

また、本書ではさらに漢方の観点を加え、しそやごま、しょうがなど、身近な生薬《しょうやく》と組み合わせた取り入れ方を紹介していきます。きっとおいしく、楽しく、飽きずに続けられるはずです。

皆さんの「人生１００年時代」の助けになれば幸いです。

工藤内科院長
東洋医学・漢方医
工藤孝文

ナッツ類の種類と成分

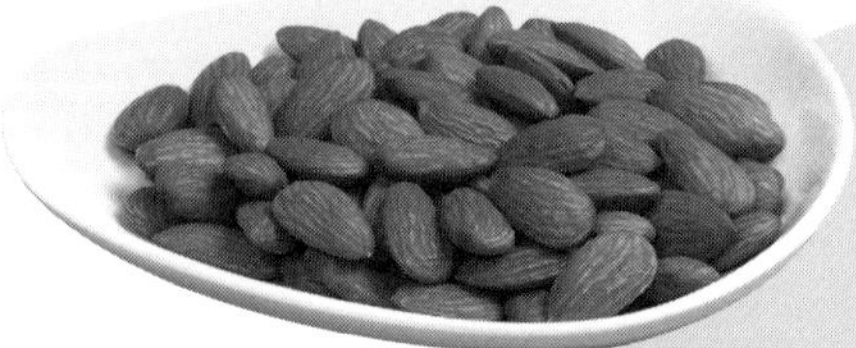

アーモンド

ビタミンE｜オレイン酸｜不溶性食物繊維｜カルシウム

ビタミンEには**アンチエイジング効果**があり、自律神経のコントロールにも関与。オレイン酸はLDL（悪玉）コレステロール値や血糖値の対策に役立ち、**血管の健康を保つ**。不溶性食物繊維は、**腸内環境の改善**に。カルシウムは骨や歯の形成に必要な栄養素。

アジア西南部原産で、現在はアメリカのカリフォルニア州が最大の産地。

クルミ

αリノレン酸｜葉酸｜トリプトファン｜ポリフェノール

α《アルファ》リノレン酸は**血圧や中性脂肪値を下げる働き**をする。葉酸は**生殖**に関わる栄養素。トリプトファンは精神の緊張をやわらげるセロトニンを作るときに必要な成分。ナッツ類の中で最多のポリフェノールは、抗酸化作用があり、**認知機能にも関与**する。

原産国はヨーロッパ南部からアジア西部。現在はアメリカのカリフォルニア州と中国の生産量が多い。

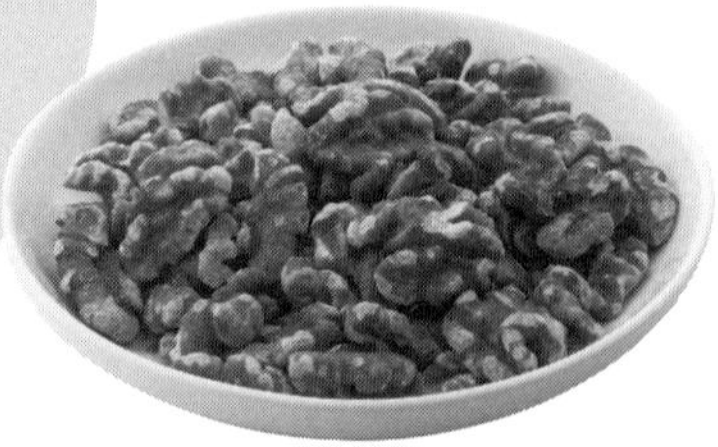

カシューナッツ

ビタミンB_1　亜鉛　マグネシウム　鉄分　パントテン酸

ビタミンB_1は糖質をエネルギーにするときに必要な栄養素。**皮膚や粘膜の健康**もサポート。亜鉛は**免疫機能**に関与し、マグネシウムは**骨や歯の材料**になるミネラル。鉄分が欠乏すると貧血のもとになり、パントテン酸は自律神経の働きに関わる。

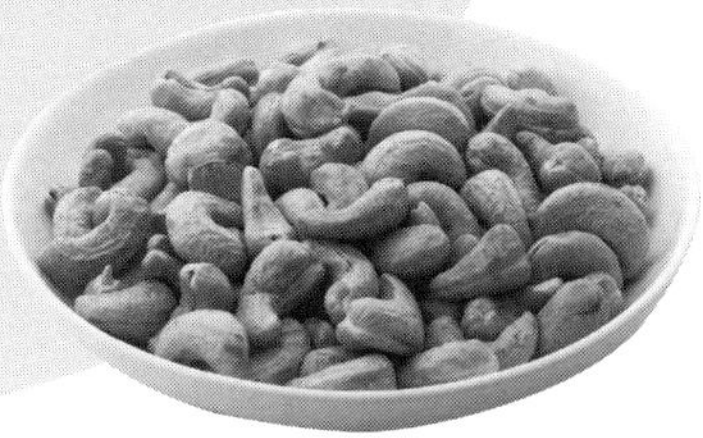

南アメリカ大陸北部や北インド諸島が原産地。現在はインドが世界最大の加工地。

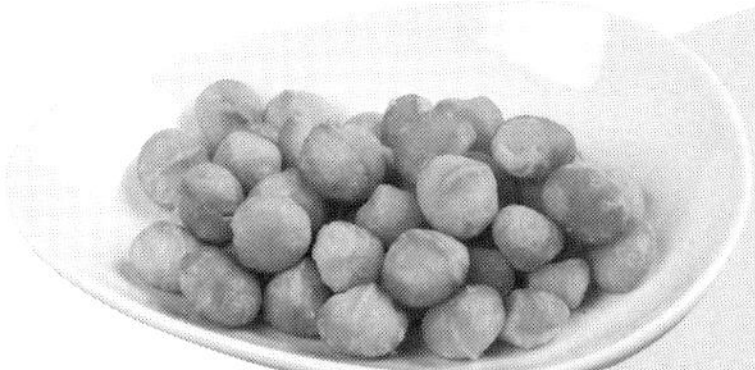

マカデミアナッツ

パルミトレイン酸　オレイン酸　銅　マグネシウム

パルミトレイン酸は**美肌作り**に欠かせない不飽和脂肪酸。オレイン酸は**腸の蠕動《ぜんどう》促進**に効果あり。銅には**活性酸素を除去**する働きがある。マグネシウムは体内で**エネルギー代謝を助ける。**

原産地はオーストラリア。現在はオーストラリアおよびハワイでの産出量が多い。

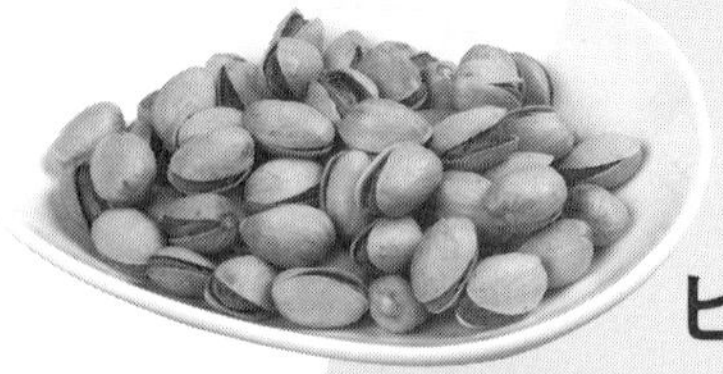

ピスタチオナッツ

ビタミンA（βカロテン）　ビタミンB_6　オレイン酸　カリウム

ビタミンA（β《ベータ》カロテン）は、**眼の健康**に貢献。ビタミンB_6は**肌や髪を健《すこ》やかに保つ**ことを助ける。カリウムはナトリウムとバランスを取って体内の水分調整をするので、**むくみ**に効果あり。オレイン酸は**血圧を下げる**効果も。

中央アジア原産。現在はイランが世界一の産地。

ヘーゼルナッツ

オレイン酸　ビオチン　不溶性食物繊維

抗酸化作用のあるオレイン酸は、**アンチエイジング**に効果的。ビオチンは**肌や髪の健康維持**を助ける栄養素。不溶性食物繊維は、**腸内環境**を健全に保つのに役立つ。

トルコ北部の黒海沿岸が原産地と考えられ、現在もこの地域が生産量世界一。

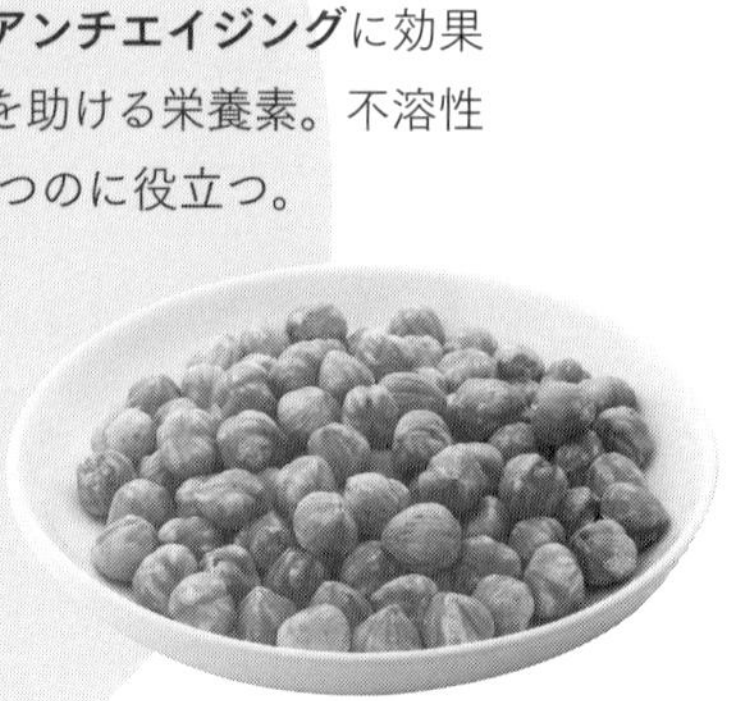

ピカンナッツ

亜鉛　不溶性食物繊維　オレイン酸　ビタミンA(βカロテン)

亜鉛は**新陳代謝**に欠かせないミネラルの一つ。**免疫機能**アップにも貢献。不溶性食物繊維は**便秘の予防や解消**に◎。オレイン酸は**ダイエット効果**などが期待できる。ビタミンA（βカロテン）は**活性酸素に対抗**する働きがある。

アメリカ中西部からメキシコ東部が原産地。現在はオクラホマ州が主産地。

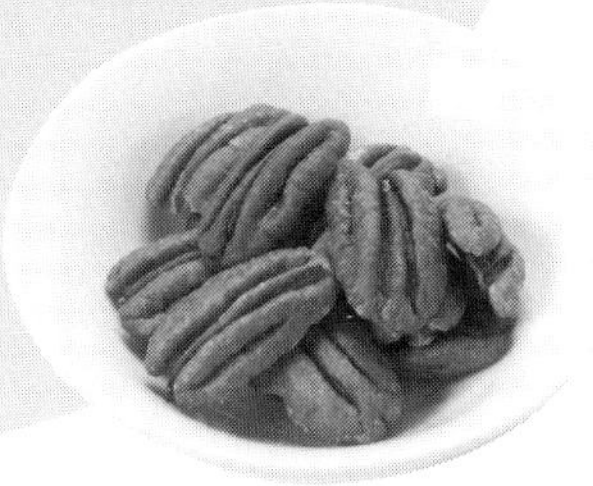

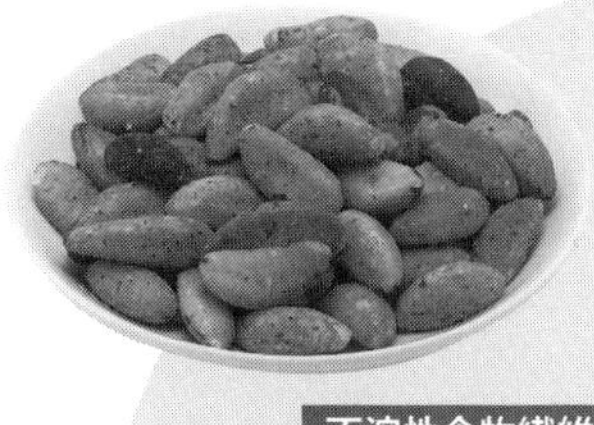

ブラジルナッツ

不溶性食物繊維　ビタミンB_1　ビタミンE　セレン

不溶性食物繊維は**腸内環境を健全**に保つ。ビタミンB_1は**エネルギー代謝**を促し、疲労をためにくくする。ビタミンEは**若さを保つ**のに有効。セレンは抗酸化力アップに働き、**軽度認知障害にプラス効果**の可能性あり。

ブラジル、ベネズエラなどアマゾン川流域の熱帯雨林が原産。現在はボリビアの生産量が多い。

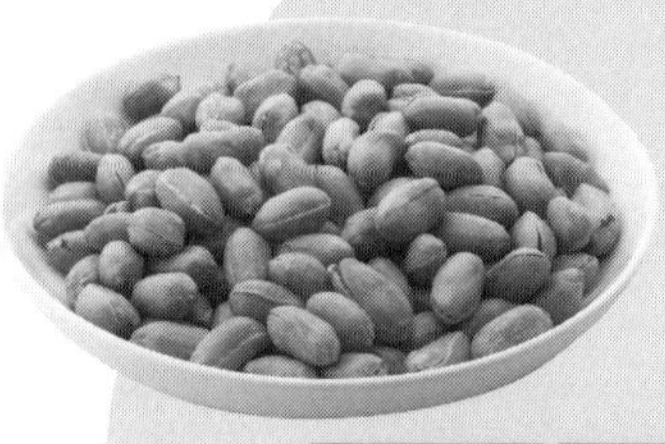

ピーナッツ

ビタミンE　オレイン酸　αリノレン酸　レシチン

ビタミンEは抗酸化作用が高く、**血行を促す効果**もある。また**認知機能**にも関与。オレイン酸やαリノレン酸は、LDL（悪玉）コレステロールに対抗して**血管力を高める**働きをする。レシチンは**記憶力や認知機能アップ**に関わる栄養素。

南米大陸が原産。現在は各地で広く栽培されている。

松の実

ビタミンK　カルシウム　ピノレン酸　亜鉛

ビタミンKとカルシウムは、**骨の健康**を保つのに必要な栄養素。ピノレン酸には**アレルギーや炎症を抑制する働きや血流改善効果**がある。亜鉛は**貧血**などの予防や改善に役立つ。海松子《かいしょうし》という生薬の一種でもある。

現在の産地は中国、韓国、ヨーロッパなど幅広い。

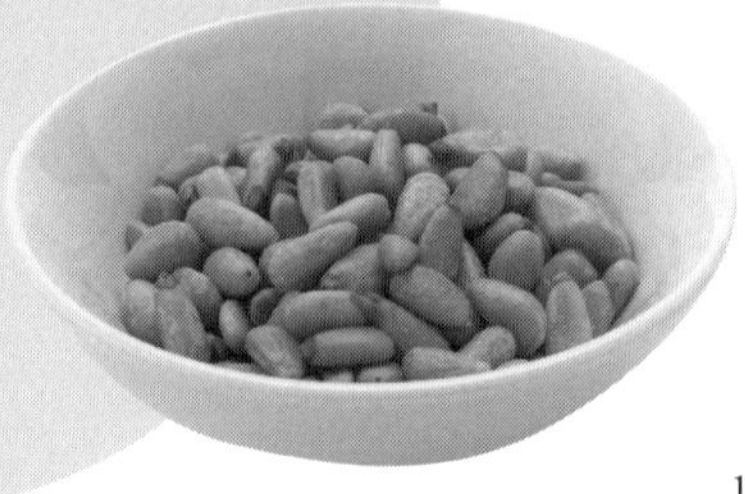

目次

はじめに 3

ナッツ類の種類と成分 6

序章 おいしく健康にナッツを食べよう！

ナッツ類を食べるのは「健康のため」 16

健康を意識して自分に合ったナッツ食を続けたい 18

・「人生１００年時代」を見越し、リスクを減らすナッツ食を 19

第１章 ナッツの健康・美容パワー

ナッツ類は健康と美容に欠かせない栄養が詰まったスーパーフード！ 24

・全身を巡る血管の健康が人生１００年を支える 28

・血圧のコントロールに役立つナッツ類。中でもピスタチオナッツがピカイチ 32

・ナッツ類は血中コレステロール値を下げる 34

・血管をしなやかに保つために必要な一酸化窒素の生成にナッツ類が貢献 38

・食後血糖値を抑えるならＧＩ値の低いナッツ類が最適 40

・血液をろ過する腎臓のためにもナッツ食がおすすめ 45

脳の健康にナッツ類が関与する 46

・認知症予防にはクルミが活躍 48

・ブラジルナッツ、ピーナッツも認知機能にプラス 51

コラム1 こんな症状にはこのナッツ! 53

アンチエイジングにこそナッツ類! 54

・抗酸化作用があるビタミンA&Eでダブルの効果 55

・セレンは活性酸素を分解する 57

・抗酸化力のリーダー、ポリフェノールも豊富 57

・ピーナッツの渋皮にもポリフェノール 59

・長寿遺伝子「サーチュイン遺伝子」を活性化 60

・美肌力の強い味方こそナッツ類 61

・67歳の女性の肌年齢が28歳という驚き 63

・骨粗鬆症を効果的に防ぐビタミンKとマグネシウム 66

・男性の不妊原因をクルミが解決する 68

・EDに関わる葉酸はクルミや松の実に多い 71

・ピスタチオナッツが血流を促し、EDにも効果が 72

体重を調整したいならナッツ食 74

・脂質の多くが不飽和脂肪酸で低GI値食品 75

・摂取した糖質を効率的に活動エネルギーに 76

・豊富な食物繊維で便通を整える 77

免疫力と抗炎症力を上げて病気に負けない体を作る 79

・腸内細菌の餌となる「プレバイオティクス」 81

・慢性炎症が、がんやうつ病も引き起こす 83
・炎症性サイトカインの対策を立てる 85
・抗炎症作用がある成分を含むナッツ類 86
・さまざまながんの発症リスクに対する効果 87
・自律神経の乱れを防ぐカシューナッツとアーモンド 89

第2章 身近な生薬食材と組み合わせれば効果がアップ

身近な生薬と組み合わせ、自分にぴったりの効果をプラス 92
しそ（蘇葉《しそ》） 96／ごま 97／山椒《さんしょう》 98／しょうが 99／ミント（薄荷《はっか》） 100
みかんの皮（陳皮《ちんぴ》） 101／シナモン（桂皮《けいひ》） 102／ナツメ（大棗《たいそう》） 103
クコの実（枸杞子《くこし》） 104／ゴーヤ（にがうり） 105／ゴボウ 106

第3章 実践！ ナッツ活用術

ナッツ類は賢く選んでおいしく食べよう 108
・効果や好みを考え、単体でも、ミックスでも 109
・保存は密閉して直射日光の当たらない場所で 111
・ナッツアレルギーについても知っておこう 112

ナッツ類のレシピ

トッピング バナナヨーグルト 114／ナッツ入り自家製シリアル 115

からだキレイ・サラダ 116／アーモンドとかつお節のふりかけ 117
ひじきとアーモンドのふりかけ 117

つぶす、たれ、ソース 万能みそだれ 118／アーモンド入りラー油 119
自家製アーモンドバター 120／カシューナッツのコチュジャンだれ 120
ピスタチオとれんこんの冷製ポタージュ 121

ご飯の具材に カシューナッツご飯 122／甘辛クルミ寿司 123

煮る たことじゃがいものアーモンドトマト煮 124

炒める ナッツとれんこんと鶏の炒め煮 125

漬ける ナッツのはちみつ漬け 126／ナッツのオリーブオイル漬け 126
ナッツのしょうゆ漬け 127

素焼き、燻製 素焼きナッツ 128／燻製ナッツ 128

揚げる 揚げナッツ 129

飴がけ ナッツの飴がけ 130

発芽 発芽アーモンドのサラダ 131

ドリンク アーモンドミルク 132／アーモンドスムージー 133

ナッツ類＋生薬でもっとヘルシーに！ 134

コラム2 GABAが豊富な発芽ナッツ 139

おわりに 140

注 142

序章

おいしく健康に
ナッツを食べよう！

ナッツ類を食べるのは「健康のため」

皆さんは、ナッツというと何を思い浮かべるでしょうか。

香ばしいアーモンド、風味豊かなクルミ、ちょっとしっとりした食感のカシューナッツなどはもうおなじみだと思います。最近は大きなブラジルナッツやピカンナッツなどもよく見かけるようになりました。

以前はナッツといえば、塩味をきかせてお酒のつまみにしたり、粉末やスライスでお菓子に使ったりということが多かったように思います。もちろん、今もそうした食べ方、使い方はありますが、近年は塩分などを添加しない素焼きのものをそのままおやつなどとして食べる人が増えてきています。

これは、テレビや新聞、雑誌などで、「ナッツは健康によい」という情報を提供しているのが理由の一つでしょう。

実際、20代から40代の女性を対象にしたミックスナッツの調査（※1）では、食べる理由のトップが「健康のため」でした。次いで「小腹を満たしたいから」「味が好きだから」と続きます。「小腹が空いたときにお菓子を食べるよりも罪悪感が少なく食べられるのがよい」という回答もありました。

確かに、ナッツ類は小腹を満たすのにぴったりな食材。私は、ダイエット中の方に、夜の飲み会にはナッツ類を少し食べてから参加することをおすすめしているくらいです。スーパーやコンビニエンスストアには、食べきりサイズも見かけるようになり、身近さも手軽さもアップしているように感じます。お徳用の大袋が市販されているのも、日常的なナッツ食が一般的になり、多くの人に食べられていることの傍証《ぼうしょう》になるでしょう。

健康を意識して自分に合ったナッツ食を続けたい

さて、最初の質問の答えに戻りますが、２０２０年1月にカリフォルニア・アーモンド協会が発表した、日本を含む10か国の主要マーケットで行った調査（※2）によれば、日本人がナッツと聞いて思い浮かべるのはアーモンドがトップでした。

皆さんはいかがでしょうか。

同調査によれば、アーモンドを食べる、または食べたくなる動機としては、肌によい、記憶力改善に役立つ、ビタミンEを多く含むなどが挙げられています。この調査でも、ナッツ類を食べることと健康のつながりを意識している人が多いことがわかります。

でも、健康によいのはアーモンドだけではありません。ナッツ類にはそれぞれに健康によい効果や効能があることがわかっています。**せっかく食べるのなら、その効果効能を知って、自分に合うナッツを選択して食べてほしいと思います。**

≫「人生１００年時代」を見越し、リスクを減らすナッツ食を

日本人の平均寿命は２０１８（平成30）年現在で、男性81・25年、女性87・32年。２０５０（令和32）年には、男性84・02年、女性90・40年と予測されています。そして日常生活を制限なく送ることができる健康寿命も延びています（※3）。

一方、65歳以上の死亡原因は、相変わらず、がん、心疾患、脳血管疾患が多いのが実情です（※4）。また、２０５０（令和32）年には、65歳以上の約４人に１人が認知症になるという推計もあります（※5）。そのほか、現代は、肥満や糖尿病などに悩む人も多く、心の健康を害してしまう人も少なくありません。

ナッツ類を食べることで、こうした病気の芽を摘むことができる、あるいはリスクを減らすことができるとしたらどうでしょう。「まさか、ナッツ類を食べるだけなんて、そんな簡単な方法で？」と懐疑的になる人もいるかもしれません。

しかし、近年の研究の成果を見る限り、ナッツ食は、健康を保ったり、病気のリスクを減らしたり、アンチエイジング効果を発揮して生き生きとした毎日を送る助けになると考えられるのです。

次章で詳しくご紹介しますが、心筋梗塞や脳卒中については血管を健やかに保つことが予防の第一となり、ナッツ食はそれを助けるという報告があるのです。

また、血糖値の改善にも役に立ちます。中性脂肪をコントロールしてダイエットに一役買ったり、抗炎症効果でウイルスへの対抗もします。自律神経の働きを健全にしたり、抗うつの作用もあることがわかってきました。すでによく知られているように、美肌にも効果を発揮しますし、便秘解消など整腸作用もあります。

アメリカのハーバード大学公衆衛生大学院が、がん研究所や病院と共同で行った、

７万人以上の女性から30年かけて収集されたデータと、４万人以上の男性から24年間で得られたデータを分析するという特大規模の研究では、**すべての分析でナッツ類の摂取量が多いほど30年間の追跡調査中の死亡率が低い**という結果が得られたそうです。また、一つかみのナッツを定期的に食べる人は全く食べない人と比べて30年間の全死因における死亡率が20％も低いこともわかりました。

定期的に食べるのは難しそうだと思う人もいるかもしれません。でも、同じ研究によれば、ナッツを週に１回未満しか食べない人も全く食べない人に比べれば死亡率は７％低いということです。

このようにざっと挙げただけでも、多くの皆さんの心配や悩みの解消につながることがわかっていただけると思います。

ナッツ類にはさまざまな食感、味わい、風味を持つものがあり、栄養面でも個性豊かです。おいしいからという理由だけでなく、自分が不安視している健康上の問題の解決につながる可能性があるという理由をプラスすると、もっとナッツ食が有意義になると思います。

本書では、**アーモンド、クルミ、カシューナッツ、マカデミアナッツ、ピスタチオナッツ、ヘーゼルナッツ、ピカンナッツ、ブラジルナッツ、ピーナッツ、松の実**を取り上げます。アーモンドやクルミなどは木の実類、松の実は種実《しゅじつ》類、ピーナッツは豆類と分類されますが、一般的にスーパーなどの売り場ではどれもがナッツ、もしくはナッツ類として取り扱われることが多いこと、いずれも健康上の効果効能の研究成果が上がっていること、私たちにとって身近であることから、ナッツとしてこの10種類を取り上げることにしました。なお、総称として「ナッツ」、それ以外では「ナッツ類」と使い分けています。

では、いよいよ、健康にとって魅力的なナッツの世界へどうぞ！

第1章

ナッツの健康・美容パワー

ナッツ類は健康と美容に欠かせない栄養が詰まったスーパーフード！

このナッツがおすすめ！

- クルミ
- ピスタチオナッツ
- アーモンド

人間は生まれると成長をし、成熟すると今度は老化が始まります。これは生物である以上、いくら嫌だと思っても止められません。でも、老化にブレーキをかけることはできます。そのブレーキの一つになるのがナッツ食です。

「人生100年時代」を健康で生き生きと暮らすためのナッツ食の効果についてご紹介していきましょう。

ナッツ類の研究が進み、各種ナッツは加齢とともに気になってくる**血管力や血糖値、血圧、認知機能、アンチエイジング、代謝機能、抗炎症作用、整腸作用など、幅広**

い分野で効果があることがわかってきました。

研究者たちが注目しているのは、ナッツ類にはその小さな実の中に、体を作るもとになるたんぱく質、体によいと言われる**不飽和脂肪酸を中心とした脂質、体の中でさまざまな働きをする多様なビタミンやミネラルなどがぎっしりと詰まっている**からでしょう。

ナッツ類を食べましょうとすすめると、「カロリーが高いから」と敬遠する人がいます。

確かにナッツ類は小さいわりに高カロリーです。食品のカロリーは、たんぱく質、脂質、炭水化物の合計値ですが、たんぱく質と炭水化物は１グラムあたり４キロカロリーなのに対して脂質は９キロカロリー。ですから脂質の量が多い食品は、概して高カロリーになります。

でも、大切なのはその中身。**脂質の主な構成成分は脂肪酸ですが、脂肪酸には飽和脂肪酸と不飽和脂肪酸**があり、**ナッツ類に多く含まれるのは、不飽和脂肪酸**です。

不飽和脂肪酸は、血中の中性脂肪値を下げたり、動脈硬化を防いだり、ＬＤＬ（悪玉）コレステロールを減らすなどの働きがあることが知られています。

不飽和脂肪酸には、**一価不飽和脂肪酸**と**多価不飽和脂肪酸**があり、一価不飽和脂肪酸にはオレイン酸などが、多価不飽和脂肪酸にはリノール酸やαリノレン酸などがあります。エイコサペンタエン酸（ＥＰＡ）やドコサヘキサエン酸（ＤＨＡ）は聞いたことがあると思いますが、同じく多価不飽和脂肪酸の仲間です。

オレイン酸は抗酸化成分が多いため酸化しにくく、**代謝を促進したり総コレステロール値を下げる働き**があります。

リノール酸は、体に必要な必須脂肪酸。**血中コレステロール値や中性脂肪値を下げる働きがあります。髪などの健康にも寄与する成分**です。

αリノレン酸も必須脂肪酸で、**血流を改善したり、若さを保ったりする働き**があります。また、アレルギーを抑制したり、うつ症状を軽減するとも言われており、ナッツ類の中では**クルミに最も多く含まれている**成分です。

◆ナッツ類の脂肪酸

飽和脂肪酸

不飽和脂肪酸

- 一価不飽和脂肪酸
- 多価不飽和脂肪酸

オメガ9系
オレイン酸

【効果】
- LDLコレステロール値を下げる
- 動脈硬化の予防
- 抗酸化作用
- アンチエイジング
- 整腸作用

オメガ6系
リノール酸

【効果】
- LDLコレステロール値を下げる
- 血糖値を下げる

オメガ3系
αリノレン酸

【効果】
- LDLコレステロール値を下げる
- 血流改善
- アンチエイジング
- 抗炎症作用
- アレルギーの抑制

	オレイン酸	リノール酸	αリノレン酸
アーモンド	66.9	24.4	Tr.
クルミ	14.9	61.3	13.3
カシューナッツ	59.8	17.5	0.2
マカデミアナッツ	57.5	2.0	0.1
ピスタチオナッツ	56.3	30.3	0.4
ヘーゼルナッツ	82.2	7.9	0.1
ピカンナッツ	53.9	33.5	1.4
ブラジルナッツ	31.6	44.0	0.1
ピーナッツ	49.1	30.4	0.2
松の実	26.3	45.8	0.2

Tr.＝微量。最小掲載量の1/10以上含まれているが5/10未満であるもの　　g/可食部100g

出典：日本食品標準成分表2015年版（七訂）より

≫全身を巡る血管の健康が人生１００年を支える

では、血中の中性脂肪値を下げたり、動脈硬化を防いだり、ＬＤＬ（悪玉）コレステロールを減らすことがなぜ私たちにとって大切なのか、整理しておきましょう。人は血管とともに老いると言われます。

人間の体は多くの細胞でできていますが、その細胞に酸素や栄養素を届け、二酸化炭素や老廃物を回収するのが血液の役割です。血液をスムーズに送り出すため血管には圧力がかかるのですが、血管は必要に応じて弾力性をもって血流を流せるよう対応しています。この**血管にかかる圧力が血圧**です。血圧は、自覚症状がなければ低血圧でも問題はありませんが、高血圧は大きな問題です。

高血圧になる原因の一つが、動脈硬化。血管は加齢とともに弾力性を失って固くなります。これが進むと血管の抵抗力が増すために血圧が上がって、血管に常に負担がかかることになり、血管の内壁を傷つけるなどして動脈硬化が進み、また血圧も上がるという悪循環が起こってしまいます。

高血圧が原因となって引き起こされる疾患には、脳梗塞や心筋梗塞があり、狭心《きょうしん》症の危険性も高くなります。また腎臓にも負担がかかって血液中の過剰な塩分を排出することが難しくなり、さらに血圧が上がってしまいます。

動脈硬化が進んだ血管壁にコレステロールが溜まると、血液の通り道が狭くなります。狭くなったところに血液の固まり（血栓《けっせん》）ができると血管が詰まって脳梗塞や心筋梗塞などを起こしてしまうというわけです。血管は全身をくまなく巡っているので、血管の老化は脳や心臓はもとより、眼や下肢などにも影響を及ぼします。

血管を詰まらせる原因となるのは、血液中に中性脂肪が多いことが挙げられます。

そしてＬＤＬコレステロール値が高いのも悪影響となります。ＬＤＬコレステロールは肝臓から全身の細胞に必要な成分であるコレステロールを届ける役割があるのですが、必要以上に増えて血中濃度が高くなると血管壁を厚くして血管が詰まりや

◆血管の老化は全身に影響する

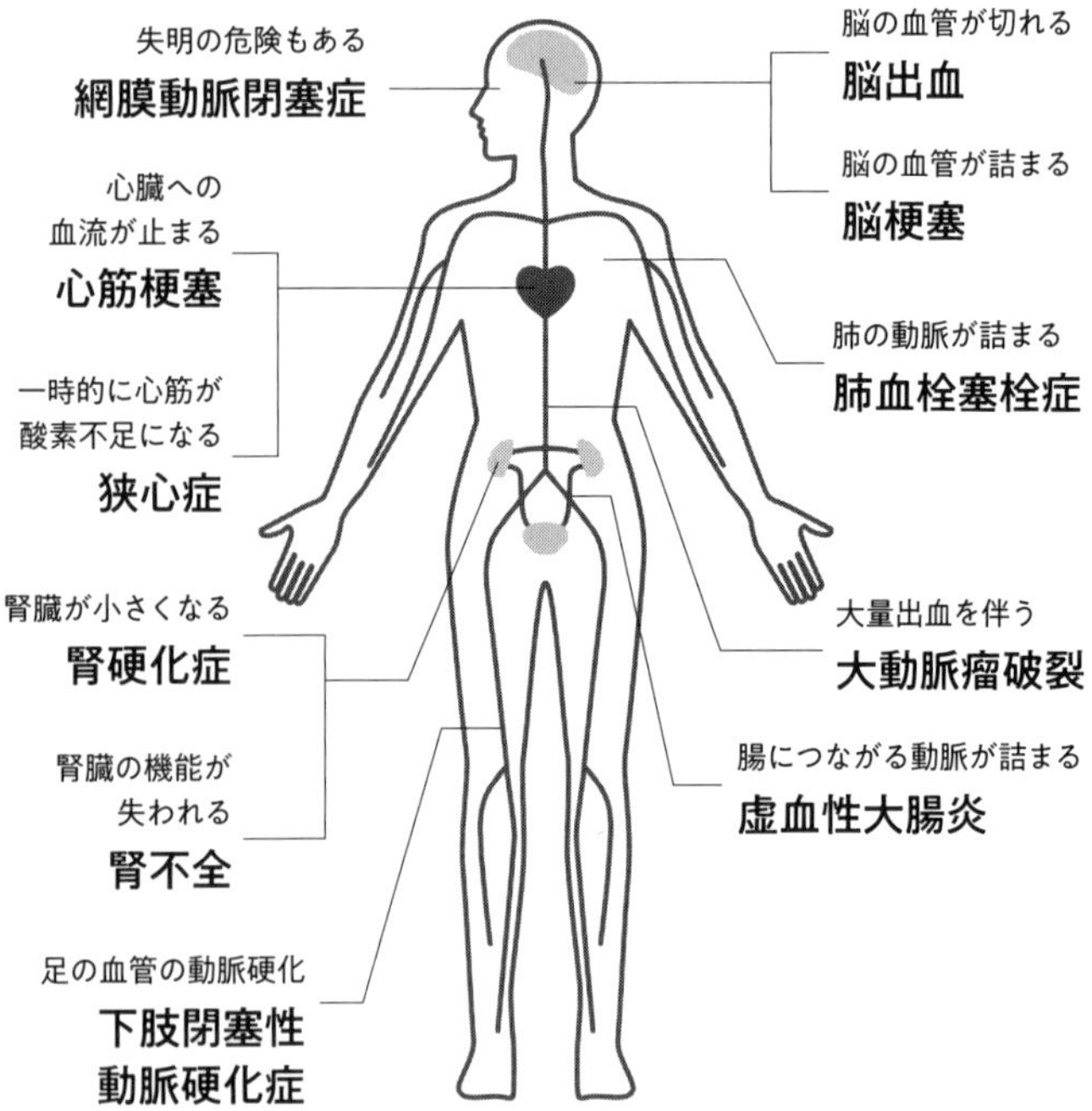

すくなります。本来コレステロールは体を維持するのに必要なものなのですが、この理由から「悪玉」という名前をもらっているのです。

　また、ＬＤＬコレステロールが活性酸素によって酸化すると血管壁に付着して動脈硬化を起こしやすくなるので注意が必要です。

一方、ＨＤＬ（善玉）コレステロールは血管にある余分なコレステロールを回収して肝臓に戻してくれるのですが、これが少なくなった場合も血管が詰まりやすくなってしまいます。

また、血糖値が高い状態（高血糖）が続くと血管のしなやかさを失う原因となります。血管のしなやかさを保つには、血管内皮機能を健全に保つことが大切なのですが、これについては後述します。私たちが健康でいるためには、**健やかな血管を保つこと＝血管力が重要**だということがわかっていただけたと思います。

血管の健康を損なう原因を整理しておきましょう。

①血管を傷つける原因となる高血圧、②血管を傷つけたり詰まらせたりする中性脂肪値やＬＤＬ（悪玉）コレステロール値が高くなること、③血管のしなやかさを失わせる血糖値が高くなることです。これらを改善することが、血管力を上げることになります。この血管力にナッツ類が大きく影響するのです。

≫ 血圧のコントロールに役立つナッツ類。中でもピスタチオナッツがピカイチ

まずは、血圧とナッツ食との関わりをみていきましょう。

心臓が血液を送り出すときにかかる圧力が**収縮期血圧**で、よく言うところの**「上の血圧」**です。心臓から血液を送り出していないときの状態が**拡張期血圧で、「下の血圧」**です。両方とも高いのはもちろん問題ですが、どちらかが高くても問題です。

実は血圧に関して、ナッツ類を食べると血圧の上昇を抑えることができるという研究成果が２０１２年くらいから続々と発表されているのです。

たとえば、アメリカの栄養関連の雑誌「Journal of the American College of Nutrition」に２０１２年に掲載されたイェール大学予防研究センターの研究はとても興味深いものです。メタボリックシンドロームの兆候がある体重過多の成人を対象にした調査では、**クルミを摂ったグループは、摂らないグループより収縮期血圧**

の低下が見られました（※１）。

また２０１４年、臨床栄養に関する雑誌「The American Journal of Clinical Nutrition」にはパデュー大学の栄養科学部が行った、毎日ピーナッツを食べた場合、味付けによる健康効果に違いはあるかという面白い調査の結果が掲載されているのですが、この調査では味付けにかかわらずピーナッツを摂取すると血圧が高い人の拡張期血圧が下がったことが報告されています（※２）。

皆さんの中に、あるいはご家族の中に、**上の血圧はそれほど高くないのに、下の血圧が高いという人がいるかもしれません。これは、末梢血管が硬くなってきているのに、太い血管はまだ弾力性を保っているために起こります。つまり徐々に動脈硬化が進んでいる状態ということ。**ほうっておくと徐々に太い血管も硬化していき、上の血圧も上がっていきます。上の血圧も下の血圧も、健康的な範囲に収まっていることが大切なのです。

さらに、同雑誌で２０１５年に発表されたイランのイスファハン心臓血管研究センターの記事も興味深いものです。

まさにナッツ類の摂取が血圧に及ぼす影響に関する調査なのですが、**アーモンド、クルミ、ピスタチオナッツ、カシューナッツ、ヘーゼルナッツ、マカデミアナッツ、ピカンナッツ、ピーナッツなどを摂取すると、2型糖尿病を持たない人では収縮期血圧が下がることがわかりました。拡張期血圧についても下がることがわかり、特にピスタチオナッツは両方を下げる効果が最も強く見られた**ということです（※3）。

≫ナッツ類は血中コレステロール値を下げる

次に、アメリカの栄養学雑誌「The Journal of Nutrition」に2019年に掲載された、ペンシルベニア州立大学とジュニアタカレッジの研究グループによる、クルミが血圧や血中コレステロールの改善に役立つという研究をご紹介しましょう（※4）。

この研究は、体重過多または肥満で心疾患のリスクがある30〜65歳の42人を対象に行われました。標準的な欧米食に含まれる脂肪酸の一部を、クルミで置き換える（A）、クルミと同じオメガ3系脂肪酸のαリノレン酸を含むブレンド植物油で置き換える（B）、オメガ9系脂肪酸のオレイン酸の割合がより高いブレンド植物油で置き換える（C）という3種類の食事に分けて、参加者全員が3種類を6週間ずつ摂りました。

　すると、AとBの食事では、標準的な欧米食を摂る人たちに比べて健康によい腸内細菌が増加し、特にAでは、血圧や動脈硬化によい影響をもたらす細菌が増加していました。つまり**クルミを摂取すると消化管内の特定の腸内細菌が増え、血圧とコレステロールの改善がみられるということです。**

　この研究グループは、クルミに含まれるエラジタンニンと脂肪酸、食物繊維の組み合わせが効果を挙げているのではないかと指摘しています。エラジタンニンというのはポリフェノールの一種で、マウス実験によってがんや糖尿病、動脈硬化に対する効果が期待されている成分です。

栄養学に関する研究論文などを掲載する「Advances in Nutrition」には、２０１９年にタフツ大学が行ったアーモンドの消費と心血管疾患の関係についての調査結果が発表されています（※5）。

この調査によって、**アーモンド摂取は血中脂質（血液中の中性脂肪値とコレステロール値）が改善し、体重を減少させる**ということがわかったのです。また、血中でＬＤＬ（悪玉）コレステロールを運ぶ役目をするアポリポ蛋白ｂを減少させるという報告もあり、アポリポ蛋白ｂが増えると動脈硬化のリスクが高くなると言われているので、**アーモンドを摂ることは血中コレステロール値を改善するだけでなく、総合的に健やかな血管を保つことに役立**つと言えそうです。

次に、食品科学などに関するコンサルティングを行うカナダの企業の研究チームによるアーモンドに関する研究成果について、２０１６年に栄養学の雑誌「Journal of Nutritional Science」に掲載された内容をご紹介しましょう。

　これは合計８３７人を対象にした研究ですが、アーモンドは総コレステロール、ＬＤＬコレステロール、中性脂肪の値に影響を及ぼし、アーモンドの摂取量が多いほど総コレステロール値が大幅に低下するというのです。さらに、その上でＨＤＬ（善玉）コレステロールは大きく変化することなく維持されるということがわかりました（※６）。ＬＤＬコレステロールと中性脂肪を減らしながらも、ＨＤＬコレステロールは減らさない。これは動脈硬化を防ぐ上で、とても重要な示唆だと思います。

　ほかにも多くの研究によって、マカデミアナッツがＬＤＬコレステロールなどを減少させること、ヘーゼルナッツには同様の効果があることに加え、血管内皮細胞の機能を改善したり、ＬＤＬコレステロールの酸化を防ぐ可能性が示唆されています。ＬＤＬコレステロールが酸化して酸化ＬＤＬコレステロールになると、血管壁を厚くしてしまうので、これを防ぐことができるというのはとても重要な情報だと思います。血管内皮細胞とその機能は、血管をしなやかに保つ点からとても重要なことなので、次にご紹介します。

このほか**ピカンナッツやピスタチオナッツ、松の実などでも、コレステロール値低下についての研究成果があります。**

≫ 血管をしなやかに保つために必要な一酸化窒素の生成にナッツ類が貢献

血管をしなやかに保つという点で、知っておきたいのが、血管内皮細胞とその機能です。動脈も静脈も外側から外膜、中膜、内膜で構成されています。動脈は血液を心臓から送り出し、静脈は血液を心臓へ戻します。静脈の内壁には、血液の逆流を防ぐための弁がついています。

動脈は静脈に比べて構成が複雑で壁が厚く、しかもはるかに弾性に富んでいます。動脈の内膜と中膜の間には内弾性板、中膜と外膜の間には外弾性板があります。中膜は主に血管の収縮・弛緩を引き起こす血管平滑筋からなっています。

内膜の最も内側にあるのが内皮細胞です。**内皮細胞は、血管の拡張作用がある一酸**

◆血管の構造

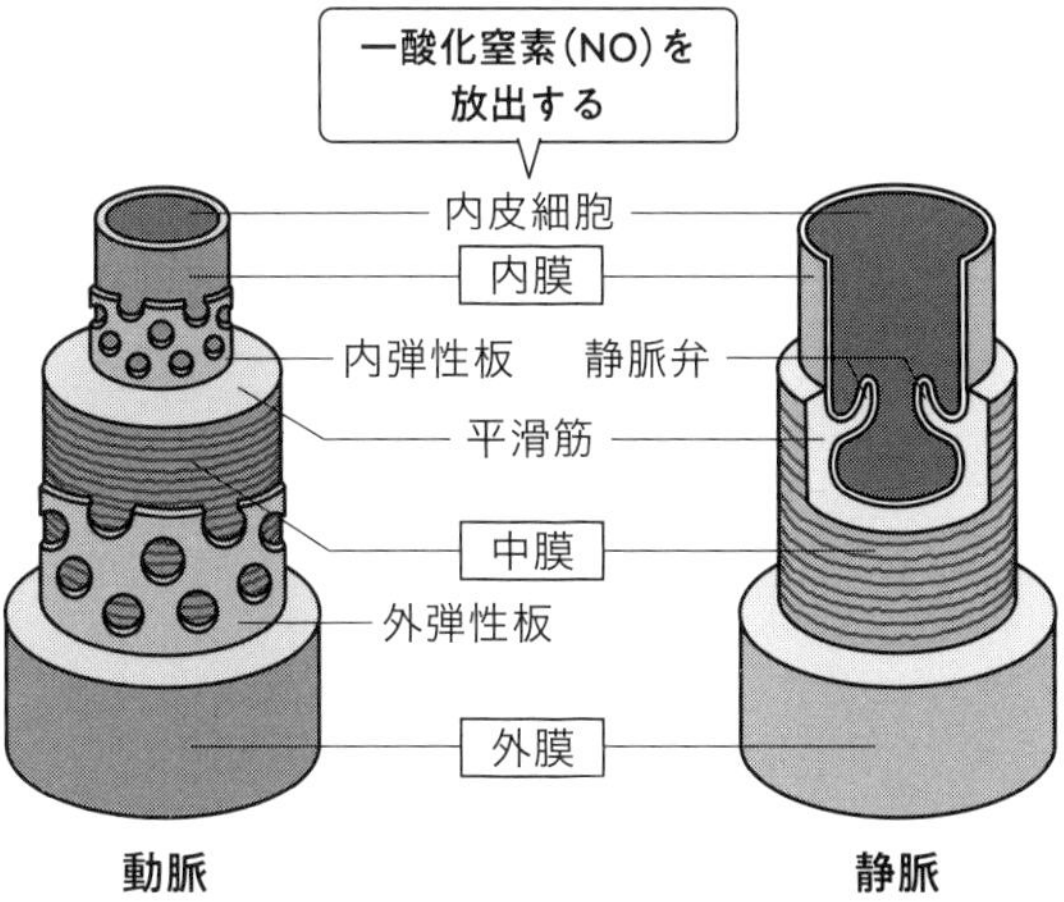

化窒素（NO）を作って放出し、中膜の血管平滑筋を緩めて血液を流します。一酸化窒素が十分に出ていれば、血管をやわらかく保つことができるのです。

　一酸化窒素は、たんぱく質の構成要素であるアミノ酸のL－アルギニンなどから作られますが、これがナッツ類に豊富に含まれているのです。同じくナッツ類に含まれている葉酸《ようさん》も一酸化窒素を増やすことに貢献します。さらにビタミンEには抗酸化作用があるので一酸化窒素を保護する働きも期待できるわけです。

血管をしなやかに保ちたいならナッツ食、というおすすめの理由をよくわかっていただけたのではないでしょうか。

ちなみに一酸化窒素はウォーキングなどの日常的な運動でも増やすことができます。無理せず続けられる範囲で、運動をプラスしてみてはいかがでしょうか。

≫食後血糖値を抑えるならＧＩ値の低いナッツ類が最適

長寿化の一方で生活習慣病の増加が問題になっていますが、そのうちの一つが２型糖尿病です。糖尿病は大きく分けると１型と２型があり、１型は膵臓《すいぞう》がインスリンをほとんど、もしくは全く作ることができず、２型は作られるインスリンの量が十分でないか作用しない疾病《しっぺい》です。生活習慣病とされるのは２型のほうで、中年以降に発症する糖尿病のほとんどがこちらのタイプです。

アメリカでは、アーモンドは２型糖尿病患者さんにとって健康的なスナックであ

るという意識が定着しています。その理由は、アーモンドはたんぱく質、食物繊維、不飽和脂肪酸に加え、ビタミンＥ、マグネシウム、カリウムなどを含むバランスのよい食品である上、食後血糖の上昇度を示すＧＩ《ジーアイ》（グリセミック・インデックス）値が低いからです。ＧＩ値の高い食品を食べると食後血糖値は急上昇しますが、ＧＩ値の低い食品なら緩やかな上昇にとどまってくれます。

ＧＩ値が低いから糖尿病によいというだけではなく、もっと別の効果もあるのではないだろうか……。そう考える研究者たちによってアーモンドの摂取と糖質管理の関係が研究されています。そのうちの一つをご紹介しましょう。

これは台湾の台北医科大学の研究者たちによる報告で、２０１１年に「Metabolism」という雑誌に掲載されました（※7）。

調査の対象となったのは、２型糖尿病で軽度高脂血症（脂質異常症）の成人20人です。２つのグループに分けて、一方はアーモンドを含まない食事、もう一方は１

日約60グラムのアーモンドを含む食事を摂ってもらいました。その後、食事内容を交換して、参加者全員がアーモンドを含む食事と含まない食事を摂っています。

するとアーモンドを含む食事では、空腹時インスリン値が４・１％、空腹時血糖値が０・８％低下しました。また、総コレステロール値は６％、ＬＤＬ（悪玉）コレステロール値は11・６％、ＬＤＬコレステロール値とＨＤＬ（善玉）コレステロール値の比率は９・７％と、全て低下したのです。

このことから研究者たちは、**アーモンドを食事に取り入れることは、血糖コントロールなどに有益な効果があること、２型糖尿病患者の心血管リスクを低下させることができること**を示唆しました。

糖尿病の話をすると、自分は糖尿病じゃないから関係ないと感じる人が多いようです。でも、ちょっと待ってください。血糖値を下げるのは、血管のしなやかさを保つために大切なことです。食後高血糖は動脈硬化を促進することがわかっているからです。また、がんの発症リスクを高めたり、高齢者の認知機能に影響を与えるという可能性も指摘されています。

そこで、身近な例として、ナッツの輸入、加工、販売を行っている東洋ナッツ食品で行われた調査についてご紹介しておきましょう。

２０２０年４月～５月、同社では４人の被験者にモニターになってもらい、食事の前にアーモンドを摂り、食後血糖値の上昇の変化について調べています。摂取のタイミングと量を変えて、食事の60分前、30分前、直前に、15グラムまたは30グラムのアーモンドを摂ってもらい、アーモンドを摂らないときの食後血糖値と比較しました。すると**ほぼ全員が、アーモンドを摂ったときには摂らないときと比べ、食後血糖値が上がりにくいことがわかりました。**また、15グラムよりも30グラムのほうが上がりにくいという数値になっています。

この調査は実施回数も人数もあまり多くはありませんが、一定の効果は確認できるのではないかと思います。

では、アーモンド食が食後血糖値に影響した理由を考えてみましょう。

アーモンドにはブドウ糖の吸収を阻害する効果があることがわかっています。食べたものは分解されて二糖類になり、さらに小腸でαグルコシダーゼという酵素によってブドウ糖となって血管に吸収されるのですが、炭水化物などと一緒にアーモンドを摂ると、この酵素が働かないのでブドウ糖は吸収されずに排出されるというわけです。またアーモンドには**血糖値の上昇を緩《ゆる》やかにしてくれるオレイン酸**が豊富に含まれていることも一因となるのではないでしょうか。

もちろんアーモンドだけでなく、**クルミ、ピスタチオナッツ、ヘーゼルナッツ、ブラジルナッツ、ピーナッツ、松の実でも、血糖値を下げる効果がある**という研究発表がされています。

≫血液をろ過する腎臓のためにもナッツ食がおすすめ

29ページで、高血圧になると腎臓にも負担がかかり、さらに血圧が上がると説明しました。

腎臓は血液をろ過して老廃物を尿として排泄したり、体液や血圧の調整をする大切な器官ですが、その働きが低下し慢性腎臓病になっているのに気づかずにいるとやがて腎不全などを引き起こしかねません。

血糖値や血圧をコントロールする食事は、腎臓にもよいと言えるのですが、慢性腎臓病の予防について、ナッツに関わる興味深いデータがあります。

２０１９年９月にアメリカの腎臓学会が発表した論文によると、オーストラリアのボンド大学で10年以上にわたり63万人以上が参加した研究を解析したところ、慢性腎臓病の予防に効果のある食事スタイルがわかったというのです。その中に「野菜、豆類、ナッツ、全粒穀物、魚、低脂肪の乳製品、果物の摂取量を増やす」という項目がありました（※8）。

ナッツ食は血圧や血糖値をコントロールするのと同時に、腎臓を守るという点でも効果的に働くことが期待されます。

脳の健康にナッツ類が関与する

＼このナッツがおすすめ！／

- クルミ
- ブラジルナッツ
- ピーナッツ

「人生１００年時代」と聞いて気になることの一つに、認知症を発症したらどうしようという不安があるかもしれません。まだまだ心配ないと思っている人も多いかもしれませんが、２０５０年には65歳以上の４人に１人が認知症を発症するという推計があるので、他人事とばかり言ってはいられません。認知症とまではいかなくても、物忘れをしやすくなったり、物覚えが悪くなるのも辛いことです。

では、はじめに脳を健康に保つために必要な栄養素について考えてみましょう。

脳をよく働かせるために必要なのは、エネルギー源となるブドウ糖。食品の栄養素で言えば炭水化物です。炭水化物は分解されてブドウ糖になりますが、この分解を助けるためにビタミンB群が働きます。特にブドウ糖を効率よくエネルギーにするためにはビタミンB_1が必要です。

そして脳の中で記憶を司《つかさど》るのは海馬《かいば》と呼ばれる部位ですが、ここにはオメガ3系の不飽和脂肪酸が多く含まれています。

さらに脳の細胞膜を構成するのは、レシチンという脂質成分。レシチンは体内の情報伝達に欠かせない神経伝達物質であるアセチルコリンの材料になりますが、**アセチルコリンは記憶力や学習能力と関係が深い**とされ、注目を集めています。**この**

アセチルコリンの減少はアルツハイマー病につながると言われているのです。

また、カルシウム、マグネシウム、鉄、銅、マンガン、亜鉛などのミネラルも神経伝達物質を作るために必要です。

ここに挙げた、脳をよく働かせるための栄養素と、記憶などに関連する栄養素は、どれもナッツ類に豊富に含まれています。

ナッツ食は将来のためにというばかりでなく、多くの人が「今すぐ欲しい！」と熱望する効果が得られるかもしれません。皆さんがナッツ食を取り入れたほうがよいと考える理由がみえてきたのではないでしょうか。

≫認知症予防にはクルミが活躍

近年は特にクルミと認知機能に関する研究が盛んに行われているのですが、２０１５年に発表された２つの研究成果に注目しています。

一つはアメリカのカリフォルニア大学ロサンゼルス校（ＵＣＬＡ）のデイヴィッド・ゲフィン医科大学院のエイラブ博士が中心となった研究です。１歳から90歳までの国民を対象にしたアメリカの全国健康栄養調査のさまざまな調査から、クルミの摂取と認知機能について大規模な分析を行ったのです。エイラブ博士は、20歳以上の成人を対象とし、**６種類の認知機能検査で、クルミ摂取量の多い被験者が有意な成績を示すこと**を明らかにしました（※９）。

それまでにはいくつもの動物実験が行われ、クルミを摂取することで神経を保護する効果が示されていました。２０１４年にニューヨーク州立発達障害基礎研究所のチャウハン博士による、クルミを加えた食事がアルツハイマー病の進行抑制や予防などに効果をもたらす可能性があるという画期的な研究成果が発表されていました（※10）が、エイラブ博士の研究はこれを補強するものでした。

エイラブ博士は研究の成果として、**一つかみのクルミをおやつ代わりに、あるいは食事の一部として毎日摂取することが認知機能の向上につながる**と述べています。

もう一つ、クルミについては、２０１５年にアメリカの医師会雑誌「ＪＡＭＡ」に「地中海食による疾患予防」という世界最大クラスの栄養学臨床試験の結果が掲載されています（※11）。地中海食というのは地中海に面した地域で普段から摂られているオリーブオイルや野菜、ナッツなどが豊富な食事のこと。イタリア料理やスペイン料理を思い浮かべていただければＯＫです。ちなみに和食と同様にユネスコの世界無形文化遺産に登録されています。

この試験は、次のように行われました。

試験の対象者は、心血管リスクが高いものの、認知機能は良好な55〜80歳の４４７人。参加者は、地中海式の食事にエクストラバージンオリーブオイルを加える（Ａ）、地中海式の食事にクルミを半量含むミックスナッツを加える（Ｂ）、低脂肪食（Ｃ）の３つのグループに分けられました。

すると、Ｂのグループはほかのグループに比べて記憶力が改善したのです。どのグループからも軽度の認知症が見つかっていますが、Aは17例（13・4％）、Bは8例（7・1％）、Cは12例（12・6％）で、Bのグループが最も少なかったのです。

そこで研究者たちは、**クルミを含むナッツ類を加えた地中海食を摂ることは、加齢に伴う認知機能障害への対策になる可能性がある**と結論づけました。この理由については、ナッツ類の高い抗酸化力、抗炎症作用による可能性が高いと考えられるということです。

≫ブラジルナッツ、ピーナッツも認知機能にプラス

前述の研究の結果が得られたのは、ナッツ類の中でも特にクルミには酸化を予防するポリフェノールが豊富で、オメガ3系脂肪酸のαリノレン酸が豊富なことも効果の理由として挙げられるでしょう。

もちろんクルミばかりではありません。ブラジルナッツを摂取することでミネラ

ルのセレン欠乏症を回復し、軽度認知障害をもつ高齢者にプラスの効果をもたらす可能性が示唆されています（※12）。

セレンというのは必須ミネラルの一つですが、必要量はわずかなので、一般的にはあまり欠乏することはありません。ただ、胃ろうなどで栄養を摂るようになると欠乏しやすくなり、心筋症や不整脈などを引き起こしてしまいます。

また、ピーナッツを定期的に摂取すると脳血管機能と認知機能を改善するという調査結果もあります（※13）。さらにピーナッツに含まれるレシチンは、記憶力や認知力に関わる栄養素と言われていることを忘れてはならないでしょう。

認知症にはアルツハイマー型のほか、レビー小体型や脳血管性のものもあり、それぞれ原因や症状が異なります。現代において大きな問題となっている認知症ですから、今後さまざまな方面の研究とともにナッツ類との関係性も研究が進められることと思います。

コラム
1

こんな症状にはこのナッツ！

貧血が気になるときは、
カシューナッツ

カシューナッツには、貧血に効果的な鉄分と銅が豊富。牛乳に含まれる成分が鉄分の吸収を高めてくれるので、一緒に摂ると効果的です。

むくみが気になるときは、
ピスタチオナッツ

塩分（ナトリウム）を摂りすぎて体内の水分をうまく排出できないとむくみを感じます。ナトリウムとバランスを取ってくれるカリウムの多いピスタチオナッツがおすすめ。

肌のシミやシワ、
くすみが気になるときは、
アーモンド

活性酸素が皮膚細胞を酸化してしまうと肌に悪影響が。活性酸素を除去してくれるビタミンEが豊富なアーモンドをどうぞ。

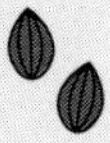

風邪ぎみなときは、
カシューナッツ

免疫機能が下がっていることが多いので、亜鉛を含むカシューナッツがおすすめ。ビタミンCと一緒に摂るといいですよ。

イライラするとき＆
よく眠れないときは、クルミ

幸せホルモンと言われるセロトニンの材料となるトリプトファンを豊富に含むクルミがおすすめです。

嫌な頭痛には、
アーモンド、カシューナッツ、
クルミのミックス

神経の興奮を鎮めてくれるマグネシウムを含むアーモンドとカシューナッツ、鎮静効果のあるセロトニンに関わるクルミを組み合わせて。

眼が疲れたなと思ったら、
ピスタチオナッツ

眼の調子を整えてくれるのがルテインとゼアキサンチン、視覚機能に関与するのはビタミンA。この3つを含むピスタチオナッツをどうぞ。

アンチエイジングにこそナッツ類！

このナッツがおすすめ！

- クルミ
- ピスタチオナッツ
- ピカンナッツ
- ブラジルナッツ
- ピーナッツ
- アーモンド
- マカデミアナッツ
- 松の実

年齢を重ねてもいつまでも若々しく、元気でいたいと思う人は多いでしょう。そう、アンチエイジングです。アンチエイジングと聞くとすっきりしたスタイルとか、シミやシワの少ない肌を思い浮かべる人も多いと思います。確かにそうした見た目の若々しさも大切です。そして何より、内側から病気にかかりにくい体を作るということも重要だと思います。

老化の原因の一つに、活性酸素があります。私たちは体に酸素を取り入れて生命活動を維持しています。体の中に入った酸素は活動エネルギーを作り出すための燃料のような存在です。

でも、一部の酸素は高い酸化力を持つ活性酸素になり、細胞を酸化させてしまいます。

体内で活性酸素が増えると、血流が悪くなって細胞に栄養が届かなくなったり、体内の老廃物が排出されにくくなるなど、代謝機能がダウンします。また、肌荒れを起こしたり体に脂肪を溜め込んだり、病気の原因になったりもします。ほうっておくとさらに活性酸素が増えるという悪循環も起こります。

この活性酸素ができるのを防ぎ、対抗し、取り除いたりするのが抗酸化物質と呼ばれるものです。

≫抗酸化作用があるビタミンＡ＆Ｅでダブルの効果

たとえば、ビタミン。**ビタミンＡ、Ｃ、Ｅは抗酸化ビタミン**と呼ばれます。特に**ナッツ類に豊富に含まれているのはビタミンＥで、抗酸化作用のほか細胞内に過酸**

化脂質が作られるのを抑える働きがあります。

過酸化脂質というのは中性脂肪やコレステロールなどが活性酸素によって酸化されたもので、がんや動脈硬化を引き起こす原因となります。

ビタミンＡは食品の中ではβカロテンとして存在しますが、活性酸素の発生を抑えたり、取り除いたりする働きがあります。ナッツ類の中ではピスタチオナッツ、ピカンナッツに含まれています。

ビタミンＣは野菜や果物などに含まれる栄養素で、残念ながらナッツ類にはほとんど含まれていません。

でもナッツ類は野菜や果物との相性がよいので、食べ方を工夫すれば、ビタミンＡ、Ｃ、Ｅを３種類とも揃えて摂ることができます。

≫セレンは活性酸素を分解する

セレンは軽度認知障害の高齢者にプラスの作用があると52ページでも説明しましたが、そのほか、活性酸素を撃退する抗酸化酵素を合成するときに必要なので、体の抗酸化力をアップするのに一役買います。ナッツ類の中では、**ブラジルナッツ**に豊富に含まれていますが、セレンは過剰に摂取することには注意が必要なので、ブラジルナッツばかりを選んでボリボリ……は避けたほうがよいでしょう。

≫抗酸化力のリーダー、ポリフェノールも豊富

もう一つ、抗酸化力が強い成分といえばポリフェノール。ポリフェノールの種類は５０００以上とも８０００以上とも言われ、よく知られているものには赤ワイン

◆おもなナッツ類における抗酸化物質量の比較

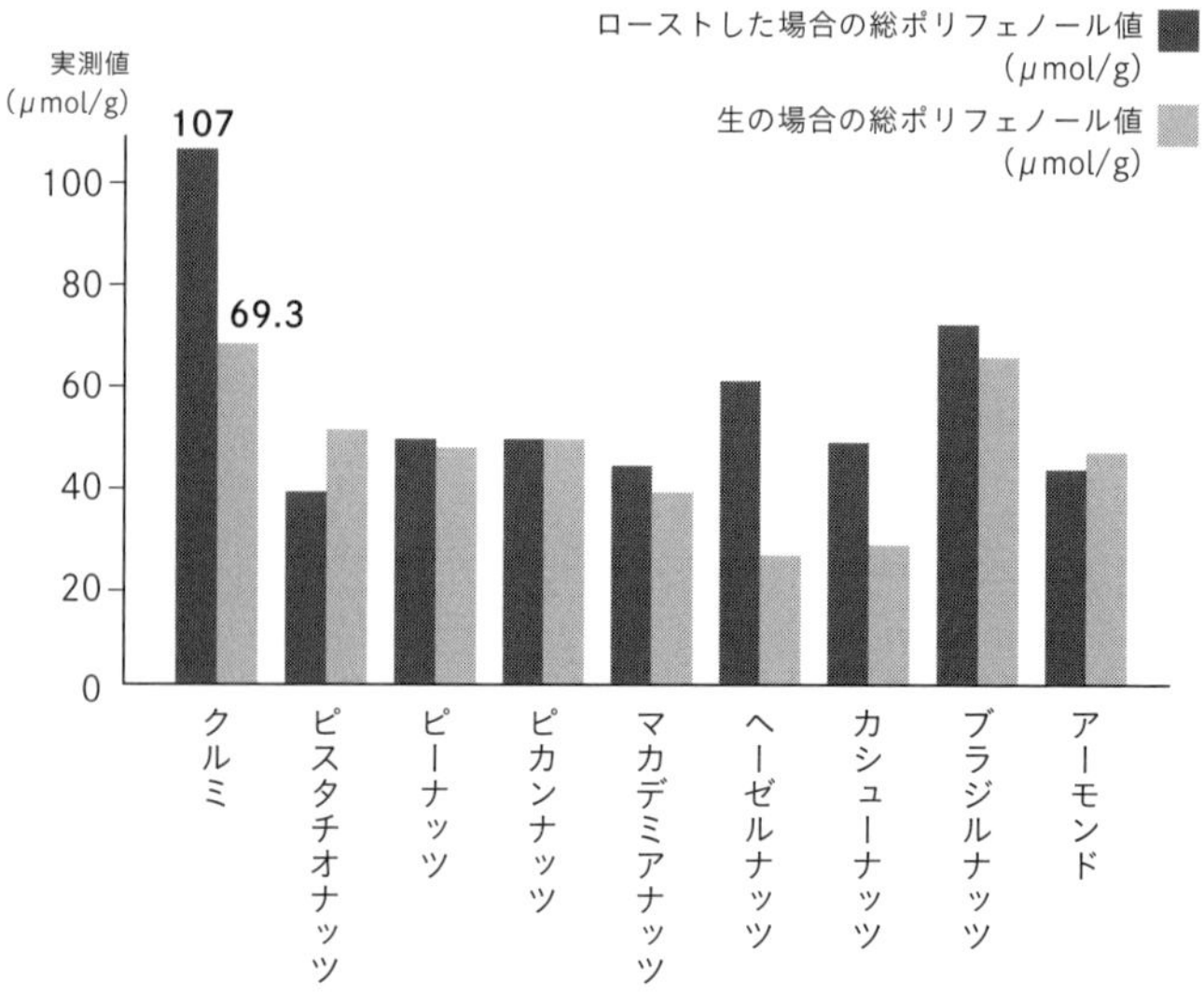

出典：Vinson J, and Cai Y. Nuts, especially walnuts, have both antioxidant quantity and efficacy and exhibit significant potential health benefits*Food & Function* Issue 2, 2012より一部抜粋

やブルーベリーに含まれるアントシアニン、緑茶のカテキン、大豆のイソフラボンなどがあります。

実は、ナッツ類にもポリフェノールが含まれています。**最も多いのはクルミ**です。

アメリカのスクラントン大学のヴィンソン博士の研究（※14）によれば、クルミ、ピスタチオナッツ、ピーナッツ、ピカンナッツ、マカデミアナッツ、ヘーゼルナッツ、カシューナッツ、ブラジルナッツ、アーモンドのいずれにもポリフェノールが含まれていましたが、中でも**クルミの含有量が飛び抜けて多かった**のです。

≫ピーナッツの渋皮にもポリフェノール

ピーナッツの渋皮には、アンチエイジングの分野でとても注目されている**レスベラトロールというポリフェノールが含まれている**ことがわかっています。この成分が関わるのは、細胞分裂です。

人間の細胞は絶えず生まれ変わりが行われていますが、１つの細胞は50～60回しか分裂することができず、分裂が止まると新しい細胞が減っていき、老化していくと考えられます。人間の一生の中で50～60回ということは、人によって最大10回程度の差があるということです。この回数の違いは、細胞のＤＮＡの固まりである染色体の末端にあるテロメアという物質の長さによって決まり、一定の短さになると細胞分裂が低下してしまい、老化が進みます。このテロメアを保護する働きがあるのが長寿遺伝子と呼ばれるサーチュイン遺伝子です。

サーチュイン遺伝子は普段はほとんど働いていません。カロリー制限を続けると働くことはわかっているのですが、食事のカロリーを70％に抑えた上でビタミンやミネラルを確保しなければならないという難しさがあります。しかも一度でもカロリーをオーバーすると、サーチュイン遺伝子は再び眠ってしまうのです。

≫長寿遺伝子「サーチュイン遺伝子」を活性化

このサーチュイン遺伝子を活性化させることができるのが、レスベラトロールと言われています。レスベラトロールには、分子構造が安定したトランス・レスベラトロールと、太陽光や熱などにより分解しやすい側面があるシス・レスベラトロールがあります。トランス型は赤ワインやサンタベリーという果実に多く含まれ、ピーナッツの渋皮に含まれるのはシス型です。これまで発表されている研究はトランス型に関するものが圧倒的に多く、サーチュイン遺伝子の活性化が期待できるのはトランス型のほうだと言われているのですが、シス型もトランス型と同様に疾病予防効果が期待されるという説もあるので、これは見逃せないと思いませんか。

ピーナッツは抗酸化作用のあるビタミンEが豊富なのですから、アンチエイジングのためにさらにプラス効果があるかもしれないと考えて食べるのは間違いではないと思います。

≫美肌力の強い味方こそナッツ類

アンチエイジングというテーマで多くの人が気になるのが、美肌ではないでしょうか。美肌というと、つい女性をイメージしがちですが、男女問わず肌つやがよくハリがあると、生き生きとした印象に見えるのは間違いありません。

「ナッツを食べると吹き出物ができる」、長い間そんな誤解がまかり通っていました。確かにナッツ類は高カロリーで高脂質。吹き出物の原因と捉えられても仕方がないかもしれません。

でも、ナッツ類には健康な肌を保つために大切な成分がたくさん含まれているのです。いくつかのナッツ類で具体例を挙げてみましょう。

アーモンドに含まれるオレイン酸は人の肌の皮脂にも多く含まれ、乾燥や刺激から守ってくれます。ビタミンEは体のサビを落としてくれる若さのビタミンです。**カシューナッツ**にもオレイン酸が含まれており、新しい細胞を作り出すために働く亜鉛も含まれています。何度か説明したように**クルミ**にはオメガ3系脂肪酸のαリノレン酸が豊富です。また、**マカデミアナッツ**には、肌のハリとつやを助けるパルミトレイン酸が含まれているのです。

≫67歳の女性の肌年齢が28歳という驚き

美肌の指標の一つに、肌年齢が挙げられると思います。肌年齢は、皮脂量、水分量、肌のきめなどを数値化して肌の状態を表したものです。自宅で簡単に使える肌チェッカーが販売されているので、使ったことのある人もいるかもしれませんね。

２０２０年4月、前出の東洋ナッツ食品で、その肌チェッカーを使って女性従業員に対する肌年齢調査が行われました。

東洋ナッツ食品では、従業員の皆さんが普段からナッツ類をよく食べているそうです。とても興味深い結果が出ているのでご紹介しようと思います。

調査の対象者は、東洋ナッツ食品本社に勤務する20代から60代の女性従業員71人です。市販の肌チェッカー「Sunface」を使って、頬上部に5秒間あてて、水分量、皮脂量、弾力性、肌年齢を計測しました。メイクの有無に関わらず、全員に同様の方法で計測を行いました。

すると、同社の女性従業員71人の**平均年齢は45歳ですが、肌年齢の平均は33・8歳**という数値が出ました。年代別で見ると、**40代以上の方は肌年齢が実年齢よりも若いことがわかります。特に、60代の方の肌年齢が34歳**というのは驚異的な数字で、ナッツ食の効果の表れといえるのではないかと思います。

肌年齢が実年齢より若い人5人をピックアップした分析では、特に水分量と弾力の高さが特徴的で、20代の肌年齢をキープされています。中でも58歳の方と、67歳の方の肌年齢が28歳というのは驚き以外のなにものでもありません。

そして社歴が長い人ほど、実年齢よりも肌年齢が若い傾向にあることがわかりました。特に社歴が6年以上の人たちは、全員が実年齢よりも肌年齢が若いという結果に社内でも驚きの声が上がったそうです。また**肌年齢が実年齢よりも若い人は、全体平均よりも水分量が多く、弾力性が高い傾向にある**という結果がでています。

◆ナッツ喫食年数と肌年齢を比較した実験

女性スタッフ全員の肌データ平均

年齢（歳）	水分量（%）	皮脂量（%）	弾力性（%）	肌年齢（歳）	人数
45	27.8	35	48.2	33.8	71人

年齢別 肌データ平均

	水分量	皮脂量	弾力性	肌年齢	人数
20代	29	37	49	32	11人
30代	31	32	50	33	11人
40代	28	34	49	34	22人
50代	25	35	45	36	15人
60代	27	37	49	34	12人

計71人

社歴別 肌データ平均

	水分量	皮脂量	弾力性	肌年齢	人数	うち肌年齢が実年齢より若い人
1年未満	33	38	51	30	6人	0人
2～5年	28	36	49	33	20人	11人
6～10年	27	33	48	34	22人	**22人**
10年以上	26	33	47	35	23人	**23人**

計71人

実年齢より肌年齢が高い人と平均値との比較

	年齢	社歴	水分量	皮脂量	弾力性	肌年齢	差
Aさん	27	5	20	23	44	37	10
全体平均	45	ー	27.8	35	48.2	33.8	11.2

水分量・弾力性が全体平均より低くなっているため、肌年齢が高い。

実年齢より肌年齢が若い人と平均値との比較

	年齢	社歴	水分量	皮脂量	弾力性	肌年齢	差
Bさん	40	10	38	26	55	27	13
Cさん	45	15	38	26	55	27	18
Dさん	48	10	38	26	55	27	21
Eさん	58	9	38	26	54	28	30
Fさん	67	14	38	27	54	28	39
全体平均	45	ー	27.8	35	48.2	33.8	11.2

水分量・弾力性が全体平均より高いため、肌年齢が若い。

データ提供：東洋ナッツ食品株式会社

今回の調査では、社歴が長い＝ナッツ喫食期間が長い、という考察はあくまで推測の域を出ませんが、それでも社歴6年以上の45人全員の肌年齢が実年齢より若いというのは驚くべき数字です。今後、実際の喫食頻度と社歴の相関データを取ることで、より確かな裏付けが得られると思います。

≫骨粗鬆症を効果的に防ぐビタミンKとマグネシウム

骨粗鬆症《こつそしょうしょう》は骨の量が減ってスカスカになり、骨折しやすくなる疾病です。若いうちの骨折といえば、腕や脛《すね》などの部位を想像しますが、骨粗鬆症になると脊椎《せきつい》の圧迫骨折や手首の骨の骨折などが起こりやすくなります。また転んだ拍子に大腿骨頸《だいたいこっけい》部《ぶ》（太ももの付け根の骨）を骨折して歩くのが困難になってしまうこともあります。

特に女性は、閉経後に骨の新陳代謝に関する女性ホルモンが減少するため骨密度が下がりやすい傾向にあり、注意が必要です。

しっかりした骨を保つためには、カルシウムを摂ることとビタミンDを摂ること、というイメージがあるでしょう。

確かに骨の主な成分はカルシウムですが、骨は常に代謝をしているので、代謝に関与するたんぱく質も必要です。骨を作るという点では、ビタミンDがカルシウムの吸収を促進して骨の形成を助けているのですが、もうひとつ重要な役割を果たすのが、**ビタミンK**です。聞き慣れないビタミンだと思いますが、**カルシウムが骨に沈着する働きを促進する、いわば骨を作る成分となり、カルシウムが排泄されるのも防ぎます。**そして骨を形成する細胞に働きかけるのが**マグネシウム**で、これはカルシウムと合わせてバランスよく摂る必要があります。

骨の形成と維持に重要な栄養素のうち、ビタミンKとマグネシウムが豊富なのがピスタチオナッツ、松の実、カシューナッツです。ピスタチオナッツには、カルシウムも多く含まれています。

ブラジルナッツにはビタミンKはほとんど含まれず、アーモンドはゼロですが、どちらもカルシウムとマグネシウムが多いので、組み合わせて摂るとよいでしょう。

２０２０年４月に発表されたラットによる実験では、クルミたんぱく質を分解したクルミペプチドとカルシウムの組み合わせが骨密度を増加させて骨形成を改善し、カルシウム欠乏症が予防できることが示唆されました（※15）。２０１８年に発表されている、ピスタチオナッツの摂取が骨密度に有効な効果をもたらす可能性についての研究報告（※16）と合わせ、今後研究が進んでいくと、ナッツ食が骨を健康に保つということが裏付けられていくと思います。

≫男性の不妊原因をクルミが解決する

どちらかというと女性にとって悩ましい骨粗鬆症に続いて、今度はナッツ類と精子の関係についてお話ししましょう。

菅《すが》義偉《よしひで》総理が、就任前に不妊治療に保険を適用する方針を打ち出して話題になりましたが、子どもが欲しくてもなかなかできず、不妊治療を選択する夫婦が増えているといわれます。

ＷＨＯの調査（※17）によれば、不妊の原因は女性のみに原因がある場合は41％、男性のみに原因がある場合は24％、男女ともに問題がある場合が24％だということです。つまり不妊の約半数が男性側に原因があることになります。その理由は複数あり、複雑な問題を内包していますが、ナッツ食により改善する可能性があることが複数の研究からわかっているのです。

まず、精子の質の改善に寄与する可能性があります。

アメリカ、デラウェア大学の研究者は健康なオスのマウスと遺伝的に不妊であるマウスにクルミを加えた餌とクルミを含まない餌を無作為に割り当て、9～11週にわたって追跡調査を行いました。餌に加えたクルミの量は総カロリーの19・6％で、人間に換算すると毎日約75グラムのクルミを食べることに相当します。その結果、餌にクルミを加えた場合、生殖能力のあるマウスでは精子の運動性と形態に改善がみられ、生殖機能のないマウスでも形態に改善がみられたのです。研究者は**クルミを食べることで精子の細胞膜の酸化が抑制され、精子の質の改善につながった**と分析しています（※18）。

またカリフォルニア大学ロサンゼルス校（ＵＣＬＡ）の研究チームは、若い健康な男性１１７名に対し、クルミを毎日75グラムずつ食べるグループとそうでないグループに分けて12週間後に精子の質を調べています。クルミを食べたグループの精子は、食べないグループに比べ、運動性、形態、受精能力の面で改善がみられたそうです。

クルミはナッツ類の中で唯一、血流を改善するなどの効果があるオメガ3系脂肪酸のαリノレン酸が豊富で、ほかの栄養素も豊富です。研究者は、クルミに含まれる栄養素が相乗的に作用したのではないかと推察しています。

オメガ3系脂肪酸については、摂取量が多いほど精巣機能に影響することがわかっています（※19）。

≫ＥＤに関わる葉酸はクルミや松の実に多い

次に考えたいのが、ＥＤ（勃起不全）との関わりです。

近年は、妊活中の女性にビタミンＢ群の一つである葉酸が大切という認識が広がってきています。**葉酸は新しい細胞を作るために重要な働きをするからです。そして男性のＥＤとも関連性があると言われています。**

必須アミノ酸の一つであるメチオニンは、メチオニン⬇ホモシステイン⬇メチオニンという循環で代謝され、ホモシステインからメチオニンに変換されるときに葉酸が補酵素として働きますが、葉酸が不足して変換がうまくいかないと、体内にホモシステインが増えてしまいます。これがＬＤＬ（悪玉）コレステロールと結合すると、活性酸素によって酸化しやすくなります。37ページで酸化ＬＤＬコレステロールは血管壁に付着して動脈硬化を起こしやすくすると説明しましたが、**動脈硬化**

によって血行不良が起こりやすくなり、ＥＤにつながるというわけです。

ナッツ類には葉酸が含まれているのも特徴的で、今回取り上げているナッツ類の中で**葉酸を多く含むベスト３は、クルミ、松の実、アーモンド**です。

≫ピスタチオナッツが血流を促し、ＥＤにも効果が

そして、もう一つ心に留めておかなければならないのは、**糖尿病になるとＥＤを合併しやすい**ということです。

糖尿病では、全身の血管に動脈硬化が現れやすいのですが、特に大動脈から骨盤のほうに分かれる内腸骨動脈から陰茎動脈にかけて動脈硬化が起こると勃起機能が大きく低下しやすくなります。

２０１１年にトルコの病院で行われ、性機能分野の専門誌に発表された研究では、

ＬＤＬコレステロール値が高くＥＤの既往症のある男性に一日１００グラムのピスタチオナッツを３週間摂ってもらったところ、勃起機能の指標に改善がみられたというのです（※20）。

ピスタチオナッツにはオレイン酸とリノール酸が豊富に含まれているので、血中コレステロールを改善することで血流を促す効果があります。コレステロールの吸収を防ぐ植物ステロールのフィトステロールも効果を発揮しているのでしょう。

加えて、糖尿病ラットにアーモンドを含む食事を与えるという実験の結果から、糖尿病に伴うＥＤに関して、アーモンドが効果を発揮する可能性も示唆されています（※21）。

体重を調整したいならナッツ食

このナッツが
おすすめ！

クルミ

アーモンド

健康でいるためには、肥満を避けるということが大きな課題の一つと言えます。今さら言うまでもないことですが、肥満は糖尿病、高血圧、動脈硬化などにつながり、骨や関節への負担が増えて腰痛や関節炎なども起こしやすくします。そのほか多くの疾病につながることは皆さんよくご存じだと思います。

実は、**ナッツ食はダイエットにもつながる**のでおすすめできます。たとえば、ダイエット中はなるべく間食を控えるのが理想ですが、どうしても我慢できないというストレスがあると長続きしませんし、食事と食事の間が長時間空きすぎてしまうと血糖値が上がりやすくなるので、間食するならナッツ類を選ぶとよいと思います。

そのほかにもナッツ類は高カロリーなのに、ダイエットにつながる理由があります。それこそがナッツ類のすごいところです。

≫脂質の多くが不飽和脂肪酸で低GI値食品

確かにナッツ類には脂質が多いのですが、その多くは体内に蓄積されにくい不飽和脂肪酸（25～27ページ参照）。脂質が豊富なので少量でも満腹感を感じやすく、腹持ちもよいので、ナッツを食事に取り入れると、一日の中で食事全体のカロリーを抑えることにつながります。

そしてナッツ類は低糖質です。種類にもよりますが、手のひら一杯分だと約25グラム。この中に含まれる糖質は、アーモンドなら2・7グラム、クルミならわずか1グラムほど、比較的糖質が高めのカシューナッツでも5グラムほどです（※22）。これに対し、一般的な塩せんべい1枚なら12グラムほど、カステラ1切れなら25グラムほどとなります。塩せんべい1枚、カステラ1切れでは、おやつとして満足感を得るというほどではないでしょう。でも、手のひら一杯のナッツなら、前述したように脂質が豊富で満腹感を得やすいことに加え、しっかり噛むこととも相まって満足度が高くなります。ですから、間食するならナッツ類にするのが正解なのです。

≫摂取した糖質を効率的に活動エネルギーに

このようにナッツ類は低糖質ですが、一日の中では活動のエネルギーにするため、ご飯や麺類、パンなどの炭水化物もある程度食べることが必要です。このとき、摂取した糖質を効率よくエネルギーに替えることができれば、体内に糖質を溜め込まずにすみます。**糖質を代謝してエネルギーに変える働きを助けるのが、代謝のビタミンという別名を持つビタミンB群や亜鉛、マンガンなどのミネラルです。**ビタミンB群にはビタミンB_1、B_2、ナイアシン、パントテン酸、B_6、B_{12}、葉酸、ビオチンがあり、互いに関係し合って働くためビタミンB群と呼ばれます。これらはナッツ類に含まれる栄養素です。

≫豊富な食物繊維で便通を整える

さらにナッツ類には食物繊維が豊富なことも忘れてはいけません。食物繊維には水溶性と不溶性があり、ナッツ類に含まれているのは主に不溶性の食物繊維です。不溶性食物繊維は腸の中で水分を含んで便の量を増やし、腸の動きを活発にしてくれます。また、乳酸菌やビフィズス菌の餌となり、これらの善玉菌を増やしてお腹の調子を整える働きもあります。

しかも不溶性食物繊維に比べればごくわずかですが、ナッツ類には水溶性食物繊維も含まれています。水溶性食物繊維は胃腸内をゆっくりと移動するので、糖質の吸収を穏やかにする働きがあり食後に血糖値が急に上がらないようにしてくれます。

また、小腸でコレステロールなどを吸着して排泄する働きもあります。

でも、「ナッツ類はカロリーが高いんだから、本当なのかなあ」と疑いたくなるかもしれません。その気持ちはよくわかります。

そんな方には、2020年5月に発表された調査の成果をご紹介しましょう。これは、イギリス人を対象に間食としてのアーモンドの摂取とBMI指数、総コレステロール、LDL（悪玉）コレステロールなどの心血管疾患の危険因子との関係を調べるものでした。回答者は19歳以上の6802人です。この調査では、**アーモンドを摂取している人は、そうでない人に比べると腹囲は2・1センチ少なく、BMI指数も0・8㎏／㎡少ない**ことがわかりました（※23）。

一方、クルミについては、ハーバード大学による25年分のエビデンスの検証報告があります。クルミを豊富に含んだ食事（一日のカロリー摂取量の5～24％）を摂った人と、**低脂肪食や地中海食、アメリカや日本の伝統食などを食べる人を比較したところ、後者に対してクルミを補った食事の人は、総コレステロール値が3・25**

%減、ＬＤＬコレステロール値が3・73%減、中性脂肪値が5・52%減となっていました。そして食事にクルミを取り入れても体重や血圧に悪影響はなかったのです（※24）。

健康な高齢者を対象にした研究では、毎日300キロカロリー相当のクルミを食べたグループは、そうでないグループと比べても体重は増えず、体脂肪や腹囲／腰囲比に差はみられなかったということです（※25）。

免疫力と抗炎症力を上げて病気に負けない体を作る

このナッツがおすすめ！

- クルミ
- カシューナッツ
- アーモンド

2020年は、新型コロナウイルス感染症（COVID－19）との戦いに明け暮れています。さまざまな対策が取られていますが、加えて免疫力を上げることも重要です。高齢者が重症化しやすいのは、若い人に比べて免疫力が低下していることが大きいでしょう。

人には体を健康に保つ免疫機能が備わっていて、身の回りにある細菌やウイルス、そのほかの有害物質を体から排除し、体内で発生したがん細胞などを撃退しています。この免疫力が衰えると、感染症にかかりやすくなったり、がんなどの発症リスクが高まります。

免疫力を高めるには、体を動かすこと、よく眠ること、よく笑うこと、リラックスする時間を作ることなどが大切です。

そしてもう一つ重要なのは、**腸を整えておく**ということです。なぜなら**免疫力の7割は腸で作られているから**です。免疫は、自分にとって必要なものは取り込み、有害であると判断したら排除する機能。腸でこの免疫の働きを担うのは長い小腸の一番下の部位にあるパイエル板という組織です。ここにあるM細胞などの働きによって病原菌は撃退されるのです。

≫腸内細菌の餌となる「プレバイオティクス」

そしてこの働きと深く関わっているのが、腸内細菌です。

腸の中には数百種類の細菌が数百兆個も存在していて、複雑な腸内微生物生態系（腸内エコシステムと言います）を形成しています。このバランスが崩れると大腸がんなど腸そのものに関わる疾病や、糖尿病、肥満、高血圧などさまざまな疾患に影響を及ぼします。

腸内細菌は人の体が消化できない食物を分解したり、有害な細菌から体を守るという働きをします。このように体によい働きをしてくれるのは善玉菌で、たとえば乳酸菌やビフィズス菌などがそうです。でも中にはたんぱく質を分解したり、アンモニアなどを発生させる悪玉菌もいます。**腸内で善玉菌よりも悪玉菌が優勢になっ**

てしまうと、有害物質が増え、便秘や軟便になったり、肌の調子が悪くなったりします。

そこで大切なのは、腸内に善玉菌を増やして悪玉菌を定着させないこと、腸内細菌のバランスを改善すること、これがよく聞く「腸活」です。乳酸菌やビフィズス菌などを含むヨーグルトなどの食品を摂ることが推奨されているのはご存じだと思います。

人の体によい影響をもたらす善玉菌を「プロバイオティクス」と言います。そしてプロバイオティクスの餌となり、**有益な細菌を増やすことにつながる**のが、食物繊維などの難消化性炭水化物で、**「プレバイオティクス」**と言います。

ナッツ類は食物繊維が豊富なので、「プレバイオティクス」として、腸内環境を整えるのに役立ちます。

科学誌「Nutrients」に発表されたドイツのミュンヘン大学の研究では、クルミを一日43グラム、８週間にわたって毎日食べると、腸内エコシステムが改善し、コレステロール値も低下することが明らかになりました（※26）。

１９４人の健常者（女性１３４人／男性60人、平均年齢63歳、平均ＢＭＩ値25・１kg／㎡）はクルミを食べるグループと食べないグループに分けられて８週間の調査を行い、食事内容を交換してさらに８週間の調査を行いました。すると、クルミを食べた場合と食べない場合では、腸内細菌に約５％の差があることがわかったのです。**クルミを食べることで善玉菌は増え、悪玉菌は減少しました。**

≫慢性炎症が、がんやうつ病も引き起こす

日常生活の中では、ちょっとした切り傷や擦り傷を負うことが少なくありません。ケガをすると少し熱を持ったようになり、腫れることもあり、痛みを感じます。これは体がケガという刺激を受けて炎症反応を起こしているのです。炎症は体の外側

だけでなく内側でも起こります。細菌やウイルスが体の中に侵入すると、排除しようとする反応が起きるわけです。胃腸で起これば胃腸炎、肝臓で起これば肝炎、肺で起これば肺炎ということです。

体に起こる炎症は、不調な状態をもとに戻そうとする自然免疫という反応。切り傷などのような急性炎症は炎症反応のピークを超えれば収束するわけですが、明らかな炎症反応を起こさないまま長期化してしまうことがあります。こうした状態を**慢性炎症**と言い、さまざまな疾病につながってしまいます。

たとえば、**喘息《ぜんそく》、関節リウマチ、喉頭炎《こうとうえん》、歯肉炎（歯周病）、胃炎などは炎症性の疾病です。また、動脈硬化、肥満、糖尿病、がん、アルツハイマー病なども炎症が関わっているのではないかと推測されています。そしてストレスを受けることでも体の中で炎症が起こるため、うつ病やパニック障害などが引き起こされます。**

≫炎症性サイトカインの対策を立てる

この炎症を抑えるために重要な役割を果たすのが、主に白血球などの免疫系の細胞から放出される**サイトカイン**です。サイトカインは互いに連携して、免疫細胞を含むほかの細胞に働きかけて増殖や活性化などを促します。サイトカインはその活躍によりさまざまな免疫反応を円滑に進め、必要がなくなれば速やかに反応を終える、隠れたヒーローのような存在です。

サイトカインには、**炎症性サイトカインと抗炎症性サイトカインがあって、アクセルとブレーキのような関係で働いています。**ところが免疫システムが過剰に反応すると、炎症性サイトカインが血中に大量に放出された状態となり、全身の血管や臓器に悪影響を及ぼし、頭痛や発熱、倦怠《けんたい》感、頻脈《ひんみゃく》などの症状が現れます。

怖いのは、炎症性サイトカインは血流にのって最初に炎症を起こした部位とは別

の臓器にも影響を及ぼすということです。

たとえば、歯周病にかかると脳梗塞や心筋梗塞を起こすことがあると聞いたことはありませんか？　なぜ歯の疾病が脳や心臓と関係するのだろうと不思議に思う人は多いでしょう。**歯周病は歯周病菌の感染によって発症する慢性炎症**で、ここで放出された炎症性サイトカインが血管の炎症を引き起こし、動脈硬化を促進すると言われているのです。

また新型コロナウイルス感染症については、過剰炎症によりサイトカイン放出症候群を生じることがわかってきました。サイトカイン放出症候群が重症となるとサイトカイン・ストームとなり、非常に重篤《じゅうとく》な状態となります。

≫抗炎症作用がある成分を含むナッツ類

健康で過ごすためには、体に起こる炎症を抑える必要があります。**食事の栄養素**

として摂るべきなのは、オメガ3系脂肪酸やビタミンA（βカロテン）、C、D、E、亜鉛、ポリフェノールなど。オメガ3系脂肪酸は青魚などに多く含まれることで知られるDHAやEPAですが、ナッツ類ではαリノレン酸がクルミに豊富に含まれています。ビタミンA（βカロテン）、Eについては55ページでご紹介したとおりです。亜鉛は、カシューナッツや松の実などに豊富です。ポリフェノールは、59ページでご紹介したように、クルミやピーナッツの渋皮などに多く含まれています。

≫さまざまながんの発症リスクに対する効果

日本人の死亡原因の一位はがんです。2018年の調べではがんで死亡する確率は男性で23・9％（約4人に1人）、女性は15・1％（約7人に1人）でした（※27）。定期的な健康診断などで早期に見つけることができれば、寛解《かんかい》までもっていくことができるようになってきましたが、自覚しにくいがんも多く、気がついたときには進行しているということも少なくありません。

たとえば、膵臓がん。これは、早期発見が非常に困難で予後も悪い疾病です。女性の膵臓がんについては２０１３年のがん専門誌に、ナッツ食と膵臓がん発症リスクの低さの関連性について掲載されました。

ハーバード大学医学大学院とブリガム・アンド・ウィメンズ病院による研究ですが、７万５０００人以上の女性についてナッツの摂取と膵臓がんの発症リスクを追跡調査した結果、**週に2回以上、28グラムのナッツ類を摂った人は、ほとんど摂らない人に比べ、膵臓がんの発症リスクが少なかった**と報告されているのです（※28）。

また、**クルミについては結腸がん**（※29）**や乳がん**（※30）、**前立腺がん**（※31）**の発症リスクを抑える可能性があること**が示唆されています。

≫自律神経の乱れを防ぐカシューナッツとアーモンド

さて、最後にぐっと身近な健康管理についてお話ししましょう。このところ、年々、夏が暑くなっているような気がします。最高気温40℃などという、恐ろしいばかりの数字をニュースで耳にすることも増えてきました。

熱中症を防ぐため、「適切に冷房を効かせた室内で過ごしましょう」というアナウンスがありますが、猛烈な暑さの屋外と涼しい屋内とを往き来することで体は頻繁に体温調整をすることになり、体温調節を行う自律神経が疲弊してうまく働きにくくなります。ほかにも強いストレスを受けたり、不規則な生活を送ったりすることも自律神経を乱す要因です。自律神経が乱れると全身の倦怠感、頭痛、動悸《どうき》、手足のしびれ、不眠などが起こりやすくなります。また、胃酸が過剰に分泌されて胃痛や胸焼けを感じたり、腹痛を伴う下痢や便秘が起こる過敏性腸症候群になったり、過呼吸症候群を引き起こしたりもします。

リラックスして規則正しい生活を送るのが何よりの解決法ですが、ナッツ食はそれをサポートします。**カシューナッツに多く含まれるパントテン酸は自律神経の働きを助けます。アーモンドを筆頭にナッツ類に多く含まれるビタミンEも同様です。**カルシウムは神経の興奮を抑えてくれますし、マグネシウムは交感神経とバランスをとって働く副交感神経の働きを高めてくれます。


近年の多くの研究者たちの調査結果などをもとに、ナッツ類が健康にもたらす効果についてご紹介してきました。ナッツ類は高カロリーだからと敬遠していた人にも、なんとなく健康にいいらしいと思って食べていた人にも、驚いたり、納得したりしていただけるお話ができたのではないかと思います。

ナッツ類がその小さな粒の中に秘めた効果に大いに感謝しながら、毎日の食事の中にぜひナッツ食を取り入れてください。

第2章

身近な生薬食材と
組み合わせれば効果がアップ

身近な生薬と組み合わせ、自分にぴったりの効果をプラス

ナッツ類は栄養豊富で、体のメンテナンスなどにも役立つことがわかっていただけたかと思います。そこで私から、さらなるバージョンアップの提案をします。

それは漢方の観点から**身近にある生薬と組み合わせること**です。

東洋医学では、漢方薬や鍼灸《しんきゅう》での治療と合わせて、食事や生活習慣の指導も含め、一人ひとりの体質に合わせた治療を行います。漢方薬の原料になるのが自然の中にある植物や動物、あるいはその一部を用いた天然由来の薬、生薬です。生薬は体の自然治癒力をサポートし、体の不調のもとを根本から改善していきます。

なんだか難しそうと感じる人もいるかもしれませんが、生薬の多くは野菜や香辛

料、ハーブなどで、どれも身近なものです。

さて、**漢方では体質の判断材料の一つに、「気《き》」「血《けつ》」「水《すい》」の分類があります。**それぞれ体内で作られて体中を巡り、代謝されて体のさまざまな器官がしっかり機能するために欠かせないものです。このバランスが保たれてうまく循環していればよいのですが、不足したり滞《とどこお》ったりしてしまうと不調を感じるというわけです。

「気」は、活力や活動のベースとなるエネルギーのこと。不足したり、流れが乱れたり滞ったりすると、「気虚《ききょ》」「気滞《きたい》」となり、体力や抵抗力が落ちて、新陳代謝の低下が起こったり、疲労を感じやすくなったりします。

「血」は血液のこと。全身に栄養分を届ける重要な働きをしているので、不足したり滞ったりすると、「血虚《けつきょ》」「瘀《お》血《けつ》」となり、貧血や血流の悪化による冷え、肩こりなどの不調を感じやすくなります。免疫力が落ちて風邪を引きやすくなったり、集中力が落ちたりもします。

「水」は血液以外のリンパ液や汗などの体液のこと。不足したり、流れが悪くなると、**「水毒《すいどく》」**となり、肌荒れを起こしたり、むくみやすくなったりします。体の中に余計な水分が滞ると、だるくて動きたくない、いわゆる「ダル重《おも》」感を生じることも。喘息などの既往症を持っている人はアレルギー症状が出やすくなります。

さて、**漢方が得意とするのは、根本から体質を変えて自然治癒力を高めること。**漢方薬の材料である生薬には、「気」「血」「水」の不足や滞りを改善する働きがあります。ですから、**それぞれの生薬の働きを知って、ナッツ類とともに毎日の食事に取り入れることで、だんだんと不調から遠ざかり、健康を感じることができるようになると思います。**

本書では、身近にある生薬として、**しそ（蘇葉《そよう》）、ごま、山椒《さんしょう》、しょうが、ミント（薄荷《はっか》）、みかんの皮（陳皮《ちんぴ》）、シナモン（桂皮《けいひ》）、ナツメ（大棗《たいそう》）、クコの実（枸《く》杞子《こし》）、ゴーヤ（にがうり）、ゴボウ**を取り上げます。

まずはそれぞれの生薬についてご紹介しましょう。ナッツ類と合わせる食べ方のアイデアは、134〜138ページを参考にしてください。

◆体質と身近な生薬の関係

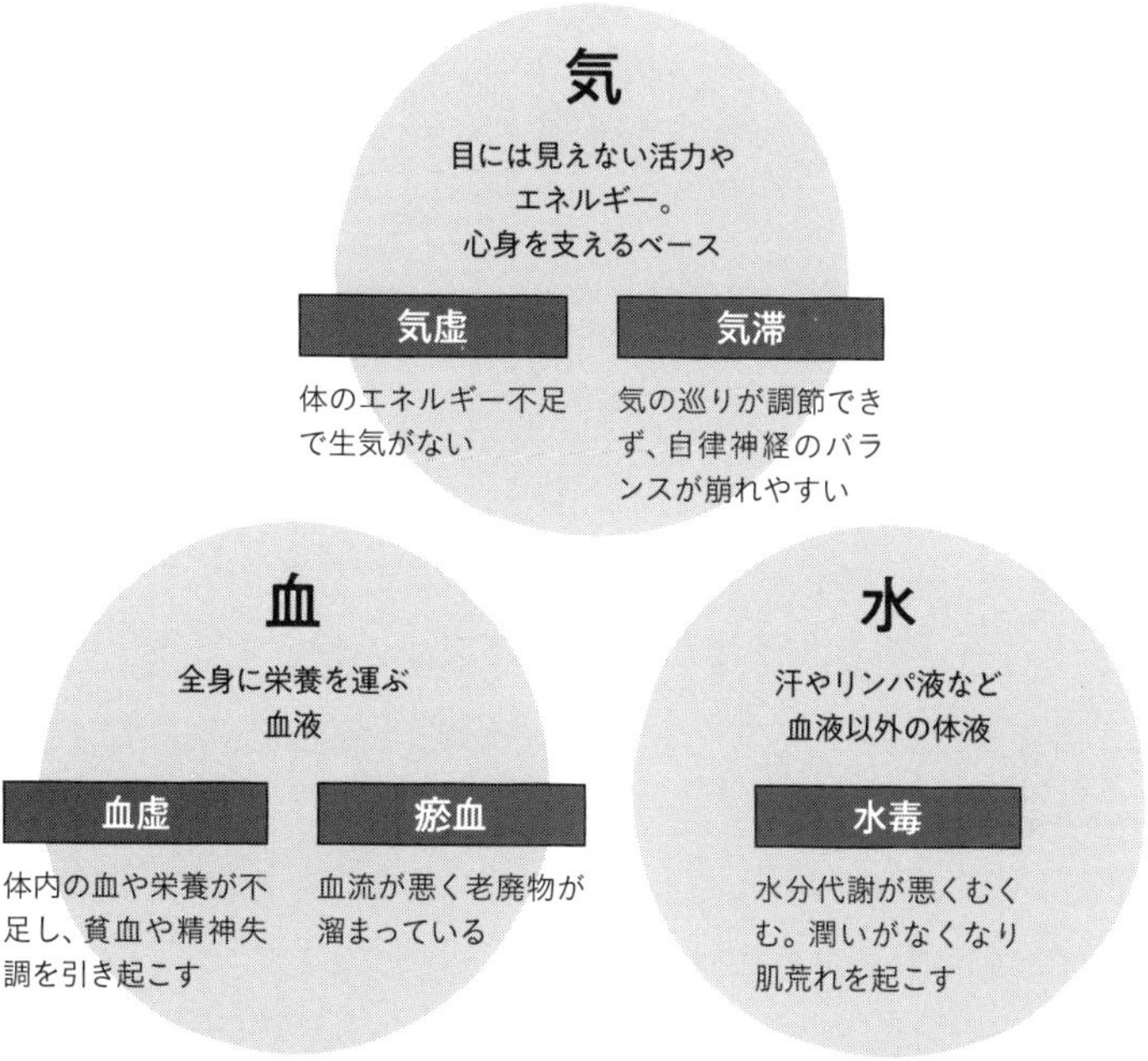

症状を緩和する おすすめの生薬	気		血		水
	気虚	気滞	血虚	瘀血	水毒
しそ		◆			
ごま	◆		◆		
山椒		◆		◆	
しょうが		◆			◆
ミント		◆			
みかんの皮		◆			◆
シナモン		◆		◆	
ナツメ	◆		◆		
クコの実	◆		◆		
ゴーヤ					◆
ゴボウ					◆

しそ
（蘇《そ》葉《よう》）

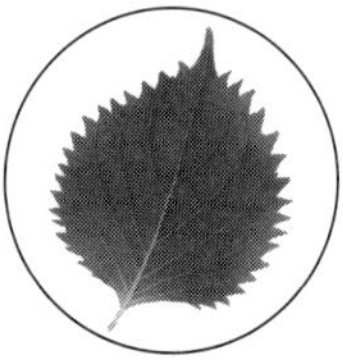

健胃

消化促進

発汗作用

抗酸化作用

アレルギー症状緩和

風邪の症状緩和

しそには、緑色の青じそと赤紫色の赤じそがあります。どちらも成分には大きな差はありませんが、漢方薬として用いる蘇葉は、おもに赤じそを乾燥させたものです。

しそには、「気」の滞りを改善して免疫力を高める作用があります。発汗を促すので冷えの改善につながりますし、胃液の分泌を促し消化を促進したり、胃を健やかに保つ働きをします。

青じそにはビタミンA（βカロテン）が多く含まれ、抗酸化作用があるので風邪などの予防に一役買います。また赤じその赤い色素はシソニンという成分によるもので、アレルギー症状を和らげる働きをします。

生のしそは細かく刻むと成分が出て香りも広がり、おいしく健康的にいただけます。またビタミンA（βカロテン）は油脂分とともに摂るとよいので、ナッツ類との組み合わせは効果的です。

ごま

動脈硬化予防

肝機能改善

抗酸化作用

便秘改善

アンチエイジング

滋養強壮

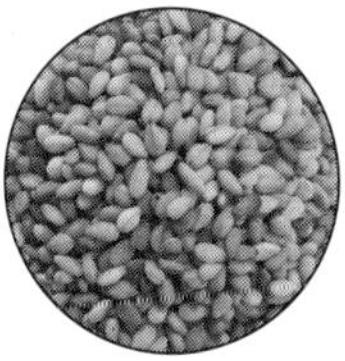

独特の香りと食感があるごまは、種子の色により黒ごま、白ごま、金ごまなどに分けられます。良質のたんぱく質やオレイン酸、リノール酸、パルミチン酸などの不飽和脂肪酸が多く含まれ、ミネラル分も豊富なため、滋養強壮に効果があると考えられます。

ごまの成分で注目したいのが、セサミンやセサミノールなどのゴマリグナン。抗酸化作用があり、アンチエイジング効果が期待できます。コレステロールの増加抑制、脂質の代謝促進、肝機能の改善などの効果もあります。

とくに黒ごまには肝臓や腎臓、胃腸の機能を強化する働きがあり、白ごまは肌の乾燥や便秘の改善に役立ちます。ごまは粒のままでは殻が固く消化吸収が悪いので、すりごまやねりごまで摂るのがおすすめ。粒のままのごまは、指先でひねってから使うとよいでしょう。

山椒《さんしょう》

リフレッシュ　消化促進　健胃　鎮静　抗菌作用

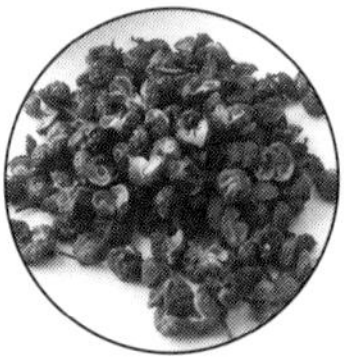

　爽快な辛さが特徴の山椒。完熟した実を使ったり、若芽を「木の芽」といって料理のツマなどに使います。また、花は花山椒、未熟な果実は実山椒（青山椒）として使われています。花山椒は辛味が少なく、香りがよいのが特徴。四川料理などに欠かせない香辛料の花椒《ホワジャオ》とは別のものです。生薬としては、成熟した果実の果皮からできるだけ種子を除いて乾燥したものを用います。

　山椒の辛味成分はサンショオール。胃腸を刺激して機能を高めたり、代謝を促進する効果があり、消化器官の動きを活発にしたり、冷えによる腹痛や膨満感を改善することにつながります。

　また香り成分のシトロネロールには、抗菌効果や鎮静効果があり、気分をリフレッシュするのに役立ちます。「木の芽」の香りを嗅いだときのことを思い出すとわかりやすいでしょう。

しょうが

食欲増進　健胃　冷えの改善

抗菌　抗炎症作用　解熱・鎮痛

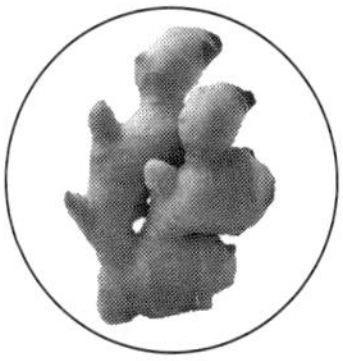

日本の食卓には欠かせないしょうがも生薬の一種です。漢方薬に用いるときは乾燥したものを使いますが、生の状態から乾燥させたものを「生姜《しょうきょう》」、一度蒸して乾燥させたものを「乾姜《かんきょう》」と呼び、使い分けます。

しょうがには、辛味成分のジンゲロールやショウガオールが含まれています。生のしょうがに多く含まれるジンゲロールには強い殺菌効果があるので食中毒の予防に役立ち、体内での細菌やウイルスへの抵抗力の増強効果も期待されています。解熱や鎮痛、抗炎症などの効果もあります。胃腸の働きを改善するので、消化を促し、食欲増進につながります。

加熱するとショウガオールになり、血液の流れを促して体のすみずみに血液をゆきわたらせ、体を温めます。冷えから生じる下痢や便秘、節々の痛みなどの解消にも役立ちます。

ミント
（薄荷《はっか》）

鎮痛

新陳代謝

血行促進

精神疲労の回復

解熱

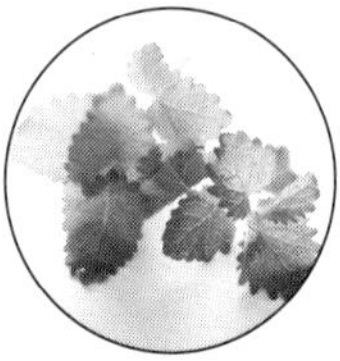

スッとした清涼感でおなじみのミントも生薬です。ミントの主成分はメントール。ガムやチョコレートなどのお菓子のほか、入浴剤や歯磨き粉などにも広く使われています。消臭や消毒の効果があるのは、洗剤などに使われていることでもわかるでしょう。

生薬として使われるのは葉や茎《くき》の部分を乾燥させたもの。血行を促進して新陳代謝を活発にするので、発汗や解熱効果をもたらします。喉の痛みや頭痛を緩和したり、声のかすれにも効果があります。また、気分がすぐれないときやストレスを感じるときには、ミントの香りが「気」を流して症状を改善させることから、抗うつや精神疲労の回復などの作用も期待されています。

ミントティーや料理で摂取すると、気分がすっきりして精神的な疲労を解消したり、食欲をアップさせる効果があるとされています。

みかんの皮
（陳《ちん》皮《ぴ》）

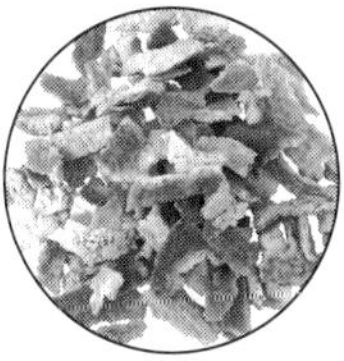

抗不安作用

吐き気止め

血行促進

咳や痰の抑制

健胃

消化吸収を促進

温州みかんの果実にはビタミンCやクエン酸が豊富で、風邪の予防などによいというのはご存じですよね。

果皮を陰干しして乾燥させたものが「陳皮」。果実と同様のさわやかな香りにほろ苦さが加わって独特の風味があります。生薬として用いるのは、乾燥して1年以上経ったもの。胃の働きを助けて消化吸収力を高め、「気」の滞りによる消化不良や食欲不振などを改善します。また吐き気や咳、痰を抑える効果も。陳皮に含まれるヘスペリジンはポリフェノールの一種で、ストレスを和らげる効果があり、香り成分のリモネンは血行を促進するので肩こりや冷えの解消に一役買います。

スライス状のもの、刻んだもの、パウダータイプなどが市販されているので、使いやすいものを選んで利用しましょう。無農薬でノーワックスのみかんの皮を十分に干せば、自家製陳皮が作れます。

シナモン
（桂《けい》皮《ひ》）

血行促進

解熱・鎮痛

健胃

抗菌作用

リラックス

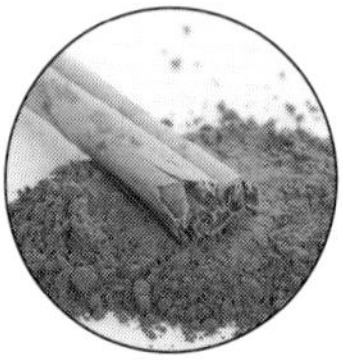

クスノキ科の樹木の樹皮を乾燥させたものがシナモン。パンやスイーツ、お茶などでもおなじみの独特の甘い香りが特徴で、古代エジプトでも使われた世界最古のスパイスと言われています。日本でも肉桂《にっけい》、桂皮、ニッキと呼ばれ、正倉院の宝物の中にもシナモンがあるとか。薬物として奉納されていたのだそうです。

シナモンの香りの成分はケイヒアルデヒド（シンナムアルデヒドとも）で、血行を改善し、体を温めます。「気」や「血」の流れを促して冷えの状態を改善できるので、関節痛、肩こりなどに効果的です。女性の月経痛の緩和にも役立つことで知られています。

また、緊張感や神経の高ぶりをしずめて気分をリラックスさせる働きもあります。

その他、発汗作用や健胃作用があり、解熱、鎮痛、抗菌などの効果もあります。

ナツメ
（大棗《たいそう》）

便秘改善

滋養強壮

健胃

イライラや不安の解消

冷えの改善

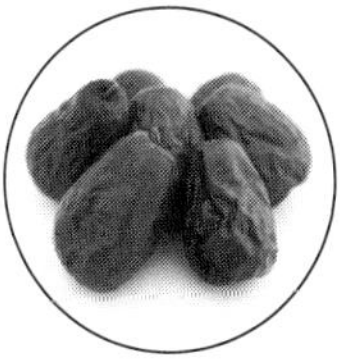

ナツメは、中国では一般的な果物。料理や中国茶にもよく使われています。日本でもドライフルーツが手に入りやすくなりました。成熟した果実を干して蒸し、さらに乾燥したものを大棗と言い、漢方薬に用います。大棗は「気」や「血」を補う効果を発揮する生薬。甘みがあるので、飲みやすくするために加えられることもあります。漢方薬の葛根湯には大棗が配合されています。

体を温めて胃腸の調子を整える作用があり、滋養強壮の効果が期待できます。食物繊維が豊富なので、便秘の解消にも効果あり。冷えや貧血が気になる人の体質改善にも役立ちます。

また、緊張を和《やわ》らげてくれるので、イライラした気分や気持ちの落ち込みなど、心のトラブルも解消してくれるでしょう。眠れないときにはナツメをノンカフェインのお茶に加えたりして飲むのもおすすめです。

クコの実
（枸杞子《くこし》）

アンチエイジング

目の健康

美肌・美髪

滋養強壮

糖尿病予防

動脈硬化予防

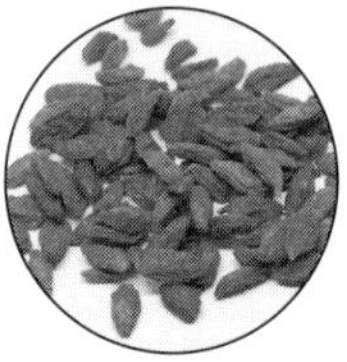

中華料理のデザートで白い杏仁豆腐の上に赤いクコの実、というのをよく見かけるでしょう。中国語では「枸杞《ゴウチー》」や「枸杞子《ゴウチーズ》」と呼ばれています。

クコの実は「気」や「血」を補ってエネルギーをアップさせます。抗酸化作用や免疫力をアップさせる効果もあり、アンチエイジングを期待できます。

アミノ酸の一種であるベタインが含まれているのも特徴の一つ。ベタインは、肝機能を高めたり、動脈硬化や糖尿病を予防したり、胃を健やかに保つ効果があるとされ、美肌や美髪効果も期待できる成分です。また、ビタミンA（βカロテン）、ビタミンB_1、B_2、C、カルシウム、リンなどを含み、滋養強壮にも役立ちます。

最近、スーパーフードの「ゴジベリー」として人気が高まっているのは、こうしたクコの実の力を見直したからと言えるでしょう。

ゴーヤ
（にがうり）

デトックス

血圧
コントロール

血糖値
コントロール

抗炎症作用

むくみの
解消

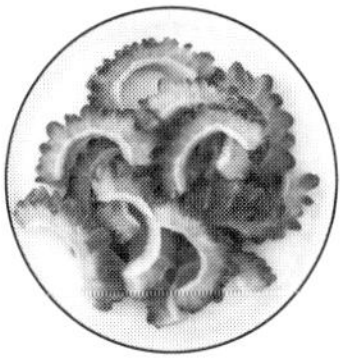

ゴーヤと呼ばれることが多くなったにがうりも生薬の一つ。

果実を乾燥させたものを「苦瓜《くか》」と呼び、利尿や解熱、抗炎症作用などが知られています。

ゴーヤには、「水」の流れをよくする利水作用があるとされ、「水」の滞りの改善に役立ちます。利水効果は、体から余分なものを排出するため、体を冷やしたり、むくみを改善したり、炎症を抑えたりします。

独特の苦味成分は、モモルデシンといい、肝機能を高めたり、血糖値やコレステロールを下げる作用があります。また血圧を適正に保つように働きます。

もう一つ注目したいのがチャランチン。こちらは血糖値を下げるインスリンの分泌を促し、血糖値をあげるグルカゴンにも作用するので、血糖値をコントロールしてくれるというわけです。

ゴボウ

便秘改善

解熱

風邪予防

コレステロール対策

動脈硬化予防

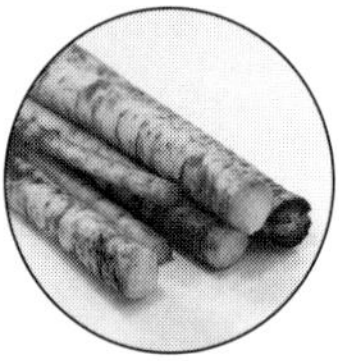

ゴボウは日本ではおなじみの食材。でも根を食べるのは日本だけで、ヨーロッパなどでは葉を食用にしています。ゴボウは種子を乾燥したものを「牛蒡子《ごぼうし》」と呼んで漢方薬に用います。牛蒡子は去痰作用や消炎効果があるので、風邪に対する処方薬などで使われています。

ゴボウには体を冷やす作用があり、炎症を鎮めてくれるので、やはり風邪をひいたときや、熱をもった吹き出物などの対策として有効です。

また、水溶性のイヌリンと不溶性のヘミセルロースなどの食物繊維が豊富に含まれるので、便秘の改善に役立ちます。腹部の膨満感は解消し、便通によって体内の老廃物が排出されるので、肌荒れも改善できます。また血中コレステロールを減らすなどの効果も期待でき、動脈硬化の予防にもつながります。

第3章

実践！
ナッツ活用術

ナッツ類は賢く選んでおいしく食べよう

市販されているナッツ類は、ほとんどが焙煎《ばいせん》されたものです。ただ最近は生のナッツ類も手に入るようになりました。以前からクルミは生のものが市販されていることもありますし、自分の家や親戚の家の庭にクルミの木があって、毎年収穫しているという人もいるでしょう。

かつては、ナッツ類＝おつまみとして食べられることが多かったので塩味を付けて販売されているものが圧倒的でしたが健康面を考慮する人が増えてきたこともあり、２０００年頃から無塩のナッツ類も手に入りやすくなりました。

味付けをしたナッツ類が悪いということではありません。塩味を付けたものはもちろん、１２９ページで紹介するようにシナモンパウダーをふったり、１３０ページで紹介するように飴《あめ》がけにしたナッツ類もとてもおいしいものです。

でも毎日食べるなら、ぜひ、無塩のものを中心にしてください。塩分や糖分の摂りすぎを防ぐことができますし、無塩のほうが食べ方のアレンジの幅が広がります。

≫効果や好みを考え、単体でも、ミックスでも

第1章では、ナッツ類のさまざまな健康効果をご紹介しました。自分が気をつけたいことに合わせて、ナッツ類を選んで食べていただけたらと思います。また、ナッツ類はどれも栄養豊富ですが、少しずつ含まれる栄養の種類やバランスが違います。互いを補ったり、より強化する組み合わせを考えてミックスするのも楽しいのではないでしょうか。

何度かお伝えしているように、**ナッツ食は、手のひら一杯分くらいを毎日食べる**

ことが大切。なんだか飽きてきたぞ、ということがないように、いろいろなナッツ類を食べたり、組み合わせたりするとよいと思います。

健康効果を考えた上で食感や風味など好みのナッツ類を組み合わせると、無理なく継続できるかもしれません。

１１４ページからの「ナッツ類のレシピ」もぜひ参考にしてください。そして、第2章で紹介した生薬と組み合わせると、さらに疾病を未然に防ぐ食べ方ができると思います。

一つだけ気をつけていただきたいのが、食べすぎです。健康によい効果を発揮するナッツ類ですが、過剰に食べるのは禁物。とはいえ、これまでも書いてきたとおり、ナッツ類は脂肪分と食物繊維が豊富で満腹感を得やすいため、実際にはそんなに食べすぎることはないと思います。

≫保存は密閉して直射日光の当たらない場所で

ナッツ類の脂質は酸化しにくいとはいえ、やはり空気を遮断するのが保存の鉄則です。ジップ付きの小分け包装のものなら、食べたあとできちんとジップを閉めれば最後までおいしく食べ切れると思います。

ただ、大袋で購入すると、食べきるまでに少し時間がかかりますよね。

そういうときは**密閉できるふたつきのガラス瓶などに入れて、直射日光が当たらない場所で保存します。冷蔵庫に入れても大丈夫ですが、冷凍はしないほうがよいでしょう。**

ナッツ類は微量とはいえ水分を含んでいるので、その水分が一旦凍って解凍されたときに、ナッツ類の食感を害してしまう可能性があるからです。

ジップ付きの袋に入れて保存するのでもかまいませんが、実は一般的なジップ付きの袋は酸素の透過を完全に防ぐことはできないので、保存が長くなりそうな場合は、ガラス瓶のほうがナッツ類の風味を損なわずにすむと思います。

≫ナッツアレルギーについても知っておこう

食物アレルギーとは、特定の食べ物に含まれるアレルギーの原因物質（アレルゲン）に免疫機能が過剰反応して、皮膚や粘膜、消化器などにさまざまな症状を起こすことです。微量でも症状を引き起こすことがあり、重篤化することもあるので注意が必要です。

容器包装に表示が義務付けられているのは、**卵、乳、小麦、そば、えび、かに、ピーナッツの7種類ですが、アーモンドやカシューナッツ、クルミも表示が推奨されている特定原材料**です。

２０１７年の食物アレルギーに関する調査で、幼児期にナッツ類の食物アレルギーが増えていることがわかったのです。

ピスタチオナッツ、ピカンナッツ、ブラジルナッツには表示義務がありませんが、**ピスタチオナッツはカシューナッツと同じウルシ科の食物**なので、カシューナッツにアレルギーがあると反応する可能性があります。**ピカンナッツとブラジルナッツはクルミ科の植物**なのでクルミにアレルギーがあると反応する可能性があります。

また、**花粉症の人はヘーゼルナッツでアレルギー症状を起こすことがあります。**

食物アレルギーは子どもに発症することが多いのですが、大人だから発症しないということはないので注意が必要です。

家族などにナッツ類の食物アレルギーを持っている人がいる場合、ホールのままなら食べることはないと思いますが、アレンジ料理などを間違って食べることのないようにくれぐれも気をつけてください。

トッピング

バナナヨーグルト

骨の健康には、カルシウムとマグネシウムの両方が欠かせません。ヨーグルトはカルシウムやマグネシウムなどを含みますが、アーモンドやカシューナッツも同様。バナナを加えれば栄養価もアップ。

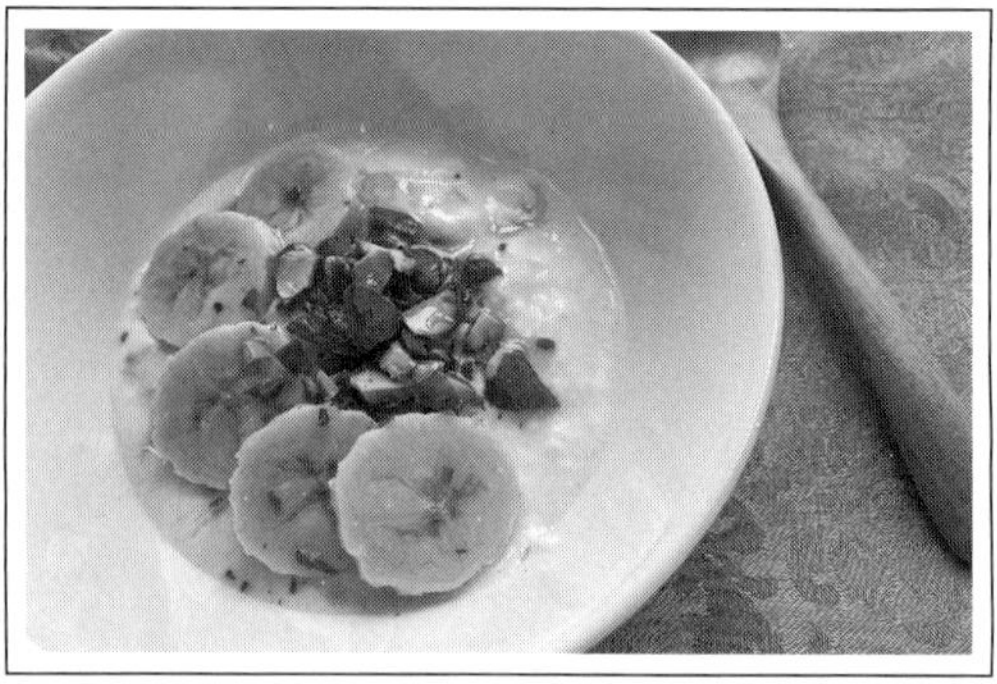

材料(1人分)

アーモンド(食塩無添加)…10g
ヨーグルト(無糖)…200g
バナナ…適量
はちみつ…小さじ1

作り方

❶アーモンドは粗く刻み、バナナは食べやすく切る。
❷ヨーグルトを器に盛り、アーモンドとバナナをのせ、はちみつをかける。

トッピング

ナッツ入り自家製シリアル

ナッツ類とシリアルを合わせると食物繊維がしっかり摂れます。牛乳をかければカルシウムやたんぱく質がプラスされ、体内時計のリセットや体の目覚まし効果が期待できるので朝食にぴったり。

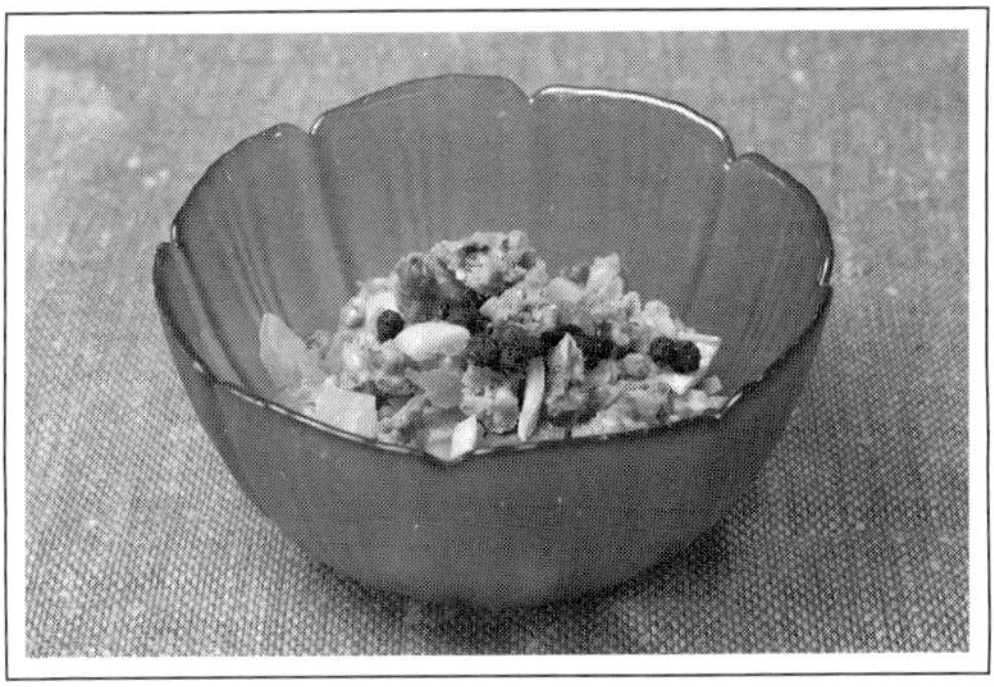

材料（1人分）

好みのナッツ類やドライフルーツ…各適量
シードミックス…10g
メープルシロップ、またははちみつ…小さじ1
全粒粉…15g
オリーブオイル…大さじ1

作り方

❶ナッツ類とドライフルーツは包丁で刻むか麺棒などで割る。
❷ナッツ類とドライフルーツ以外の材料を合わせたら天板に広げて150℃のオーブンで約15分焼く。
❸②が冷めたらドライフルーツと合わせる。

トッピング

からだキレイ・サラダ

わかめやりんごなど水溶性食物繊維を含む食材と不溶性食物繊維を含む野菜を合わせ、同じく食物繊維が豊富なナッツ類をトッピング。２種類の食物繊維サラダで腸内環境を改善してキレイに。

材料(1人分)

好みのナッツ類…適量
わかめやこんぶ、りんごなど…適量
レタス、キャベツ、ブロッコリーなど…適量

作り方

❶ナッツ類は食べやすい大きさになるよう、包丁で刻むか麺棒などで割る。
❷野菜は必要に応じて加熱して、食べやすく切る。
❸器に盛る。

水溶性食物繊維を多く含む食品

わかめ、こんぶ、りんご、オレンジ、大麦、オーツ麦など

不溶性食物繊維を多く含む食品

野菜、豆類、きのこ類、いも類など

もっと手軽に！

わかめやきのこなどが入った市販のサラダにナッツ類を加えれば、ヘルシーさもアップ！手で砕きやすいクルミや粒が小さい松の実なら、ほかの材料となじみやすく、職場や学校のランチタイムでも活用できます。

トッピング

アーモンドとかつお節のふりかけ

ビタミンDを含むかつお節とカルシウムを含むアーモンドを合わせた骨の健康アップふりかけ。麺や豆腐、サラダのトッピングにも。

材料(作りやすい分量)

アーモンドスライス…30g
花かつお…ひとつかみ
しょうゆ…大さじ2

作り方

❶電子レンジで花かつおを加熱してパリパリにする。
❷しょうゆとアーモンドを加えてもむ。
※市販のかつお節ふりかけにアーモンド混ぜるだけでもOK。

ひじきとアーモンドのふりかけ

アーモンドは和食とも相性抜群。ふりかけにすれば、手軽に取り入れられます。ひじきと合わせれば「腸すっきりふりかけ」に変身。

材料(作りやすい分量)

アーモンド…適量
乾燥ひじき…適量
Ⓐ しょうゆ、みりん…各大さじ1
Ⓐ 砂糖…小さじ1
Ⓐ 和風顆粒だし…小さじ½

作り方

❶ひじきは水(分量外)で戻す。アーモンドは刻む。
❷鍋にⒶを入れ、煮立ったら、水気をきったひじきを入れる。
❸煮汁がなくなったら火を止めて、アーモンドを加えて、全体に混ざったら完成。
※市販のひじきのふりかけにアーモンドを混ぜるだけでもOK。

つぶす、たれ、ソース

万能みそだれ

クルミには血圧を下げる働きがあり、みその原料である大豆には血管の抗酸化作用があります。ご飯や豆腐にかけるだけでなく、炒め物にも使え、ポン酢で割れば鍋のたれにもなる万能だれです。

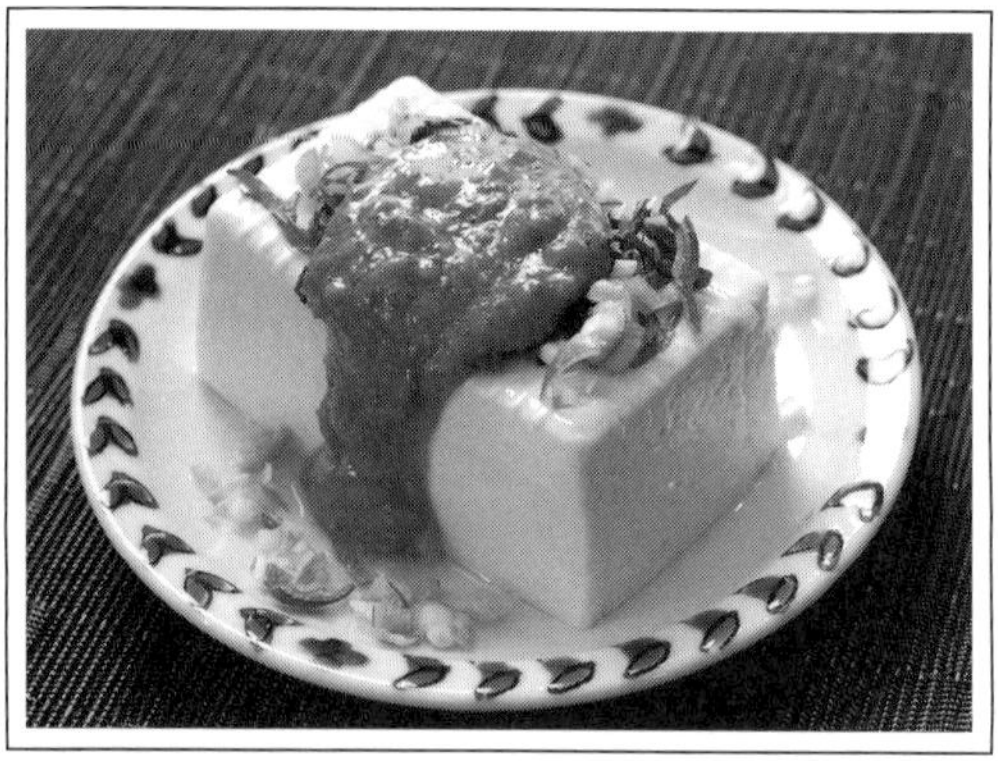

材料(1人分)

クルミ(食塩無添加)…10粒程度
だし汁…大さじ½
Ⓐ 白みそ…大さじ3
　 砂糖、みりん…各小さじ2
　 しょうゆ…小さじ½

作り方

❶クルミはすり鉢などでペースト状にしておく。ミキサーにかけてもOK。
❷だし汁とⒶを加えてよく混ぜる。

つぶす、たれ、ソース

アーモンド入りラー油

アーモンドと家にある調味料を火にかけて混ぜるだけの簡単レシピ。アーモンドの食感を楽しみながら、ラー油に含まれるカプサイシンの食欲増進効果で疲労回復に。炒め油としても使えます。

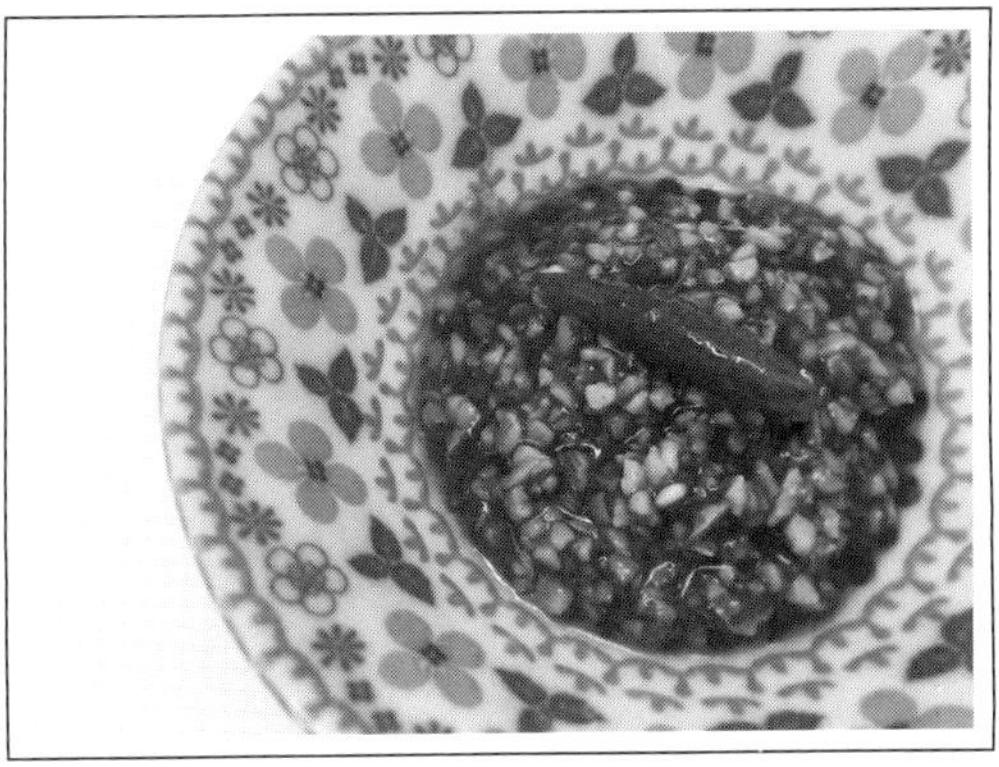

材料（作りやすい分量）

アーモンド…適量
ラー油…大さじ1½
サラダ油…大さじ3
おろししょうが、塩、
　和風顆粒だし…各少々
砂糖（あれば三温糖）…小さじ2
しょうゆ…小さじ2
刻みネギ…5g

作り方

❶アーモンドはビニール袋に入れて上から麺棒でたたいて割る。
❷全ての材料を小鍋に入れて中火にかけ、沸騰するまでよく混ぜる。

自家製アーモンドバター

アーモンドの香ばしい風味がうれしいバター。お菓子作りはもちろん、バンバンジーやかぼちゃサラダなどにどうぞ。殺菌した容器に入れて約2週間の保存が可能です。

材料(作りやすい分量)

アーモンド(食塩無添加)…60g
バター…120g
砂糖または、はちみつ
…大さじ1½
塩…少々

作り方

❶アーモンドをフードプロセッサーにかけ、ペースト状にする。
❷バターと砂糖を加えて攪拌し、塩を加え、さらによく攪拌する。

カシューナッツのコチュジャンだれ

カシューナッツのほろっとくずれるような食感が楽しいたれです。冷やっこやサラダチキンなどにおすすめ。ほかにも好みのナッツで、みそやごま油、梅肉などと合わせて工夫してみましょう。

材料(作りやすい分量)

カシューナッツ(食塩無添加)
…20g
ごま油…大さじ½
コチュジャン…大さじ1
みりん…大さじ1
しょうゆ…小さじ1

作り方

❶カシューナッツは包丁で刻むか麺棒などで割る。
❷材料を全て合わせる。

つぶす、たれ、ソース

ピスタチオとれんこんの冷製ポタージュ

むくみの原因の一つに塩分（ナトリウム）の過剰摂取があります。ピスタチオとれんこんに含まれるカリウムは、塩分と水分を排泄する働きをするので、むくみの解消に役立ちます。

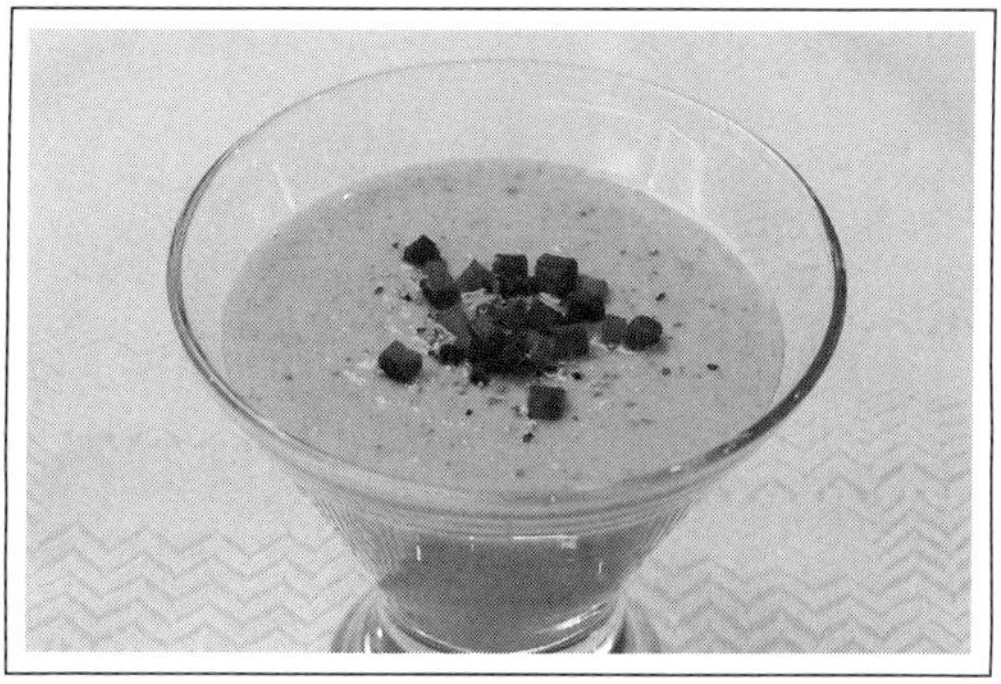

材料（作りやすい分量）

ピスタチオ（食塩無添加）…適量
れんこん…300g
オリーブオイル…大さじ1
塩、ブラックペッパー…各少々
豆乳…400mℓ
水…200mℓ
顆粒チキンコンソメ…小さじ1
刻みネギ（あれば）…少々

作り方

❶ピスタチオは殻をむいて包丁で刻むか麺棒などで割る。
❷れんこんは皮をむいて薄切りにする。
❸フライパンにオリーブオイルを熱し、れんこんを炒めて、塩、ブラックペッパーで調味する。
❹フードプロセッサーで①と③をピューレ状にしたら、鍋に移し、豆乳、水、顆粒チキンコンソメを加えて約10分煮る。
❺粗熱を取り、冷蔵庫で冷やし、器に入れ、あれば刻みネギをのせる。

ご飯の具材に

カシューナッツご飯

カシューナッツとしょうがを入れた変わりご飯。柔らかくなったカシューナッツが米とよく合います。カシューナッツは亜鉛を含み、しょうがは体を温める効果があるので、免疫力アップに期待！

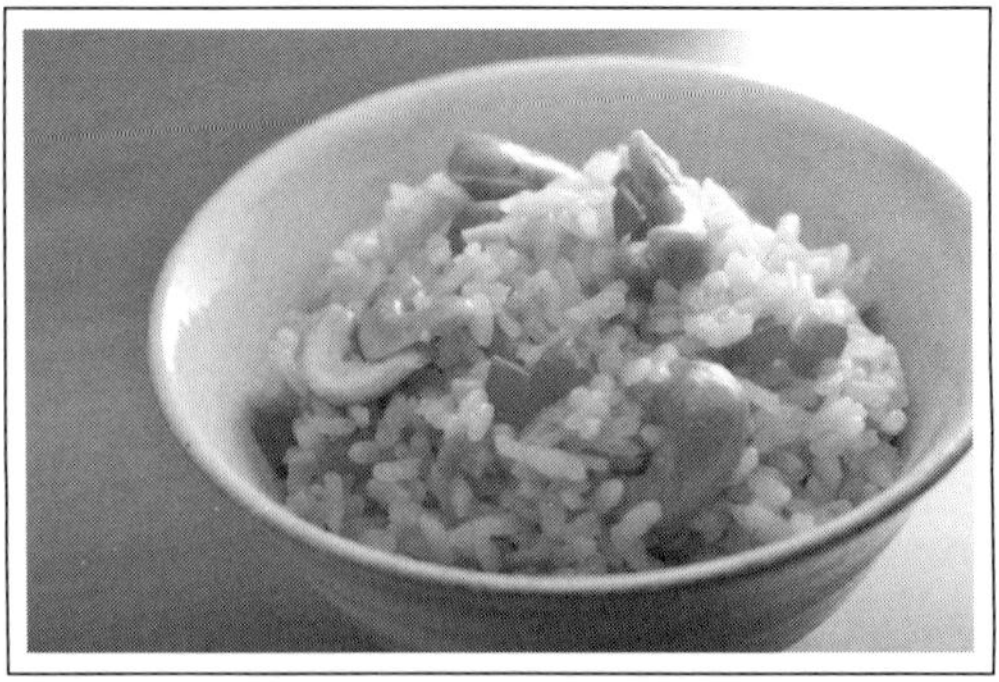

材料（1人分）

カシューナッツ（食塩無添加）
…50g
米…3合
にんじん…60g
しょうが（みじん切り）
…大さじ1山盛り
Ⓐ
だし汁…500mℓ
しょうゆ…大さじ2
酒…大さじ1
塩…少々

作り方

❶米は洗ってから30分以上水につけておき、水気をよくきる。
❷カシューナッツ、にんじんは食べやすく刻む。
❸炊飯器に①とⒶを入れてざっとかき混ぜ、カシューナッツ、にんじん、しょうがをのせて普通に炊飯する。炊き上がったら底からさっくりかき混ぜる。

ご飯の具材に

甘辛クルミ寿司

クルミを甘辛く煮て細巻寿司に。クルミのαリノレン酸は膵臓からインスリン分泌を促すホルモンの分泌促進効果があります。卵焼きなどに入れても。クルミのみ冷蔵庫で約1週間保存可能。

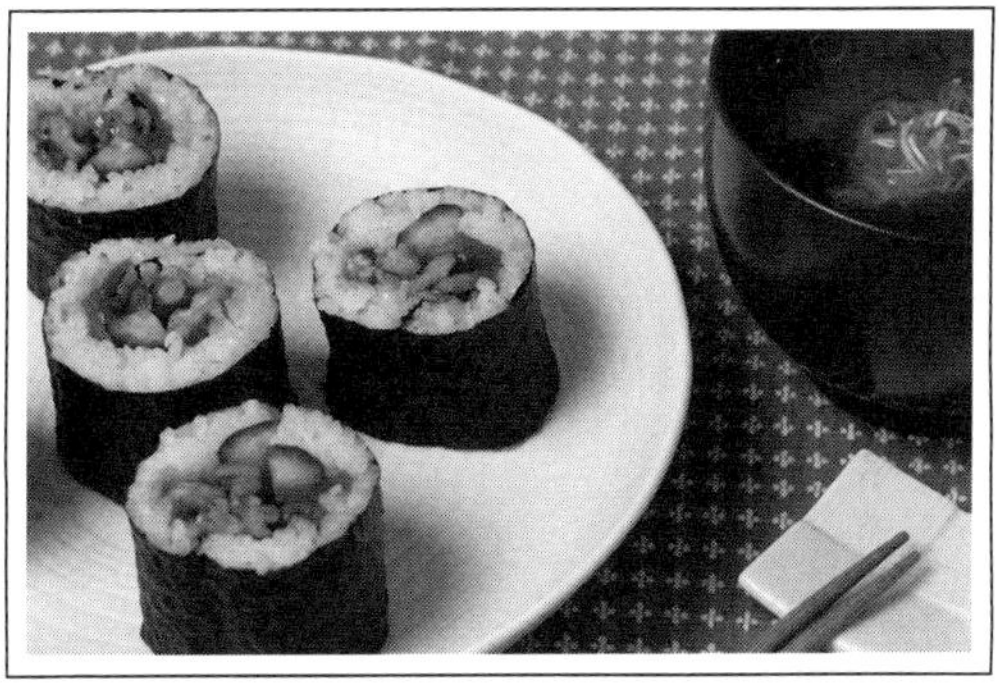

材料(作りやすい分量)

クルミ(食塩無添加)…50g
砂糖…大さじ1
しょうゆ…大さじ1½
酢飯、のり、きゅうりなど…各適量

作り方

❶クルミは手で細かく割る。
❷クルミ、砂糖、しょうゆを鍋に入れて火にかけ、混ぜながら煮詰め、汁気がなくなったら火を止める。
❸②が冷めたら、きゅうりなど好みの材料と一緒に具にして巻き寿司を作る。

煮る

たことじゃがいものアーモンドトマト煮

たことじゃがいもにアーモンドを加え、トマトソースでピリ辛に煮込みます。簡単なのに、本格的な味わいのポルトガル料理です。こってりとしたトマト味がパンやパスタとよく合います。

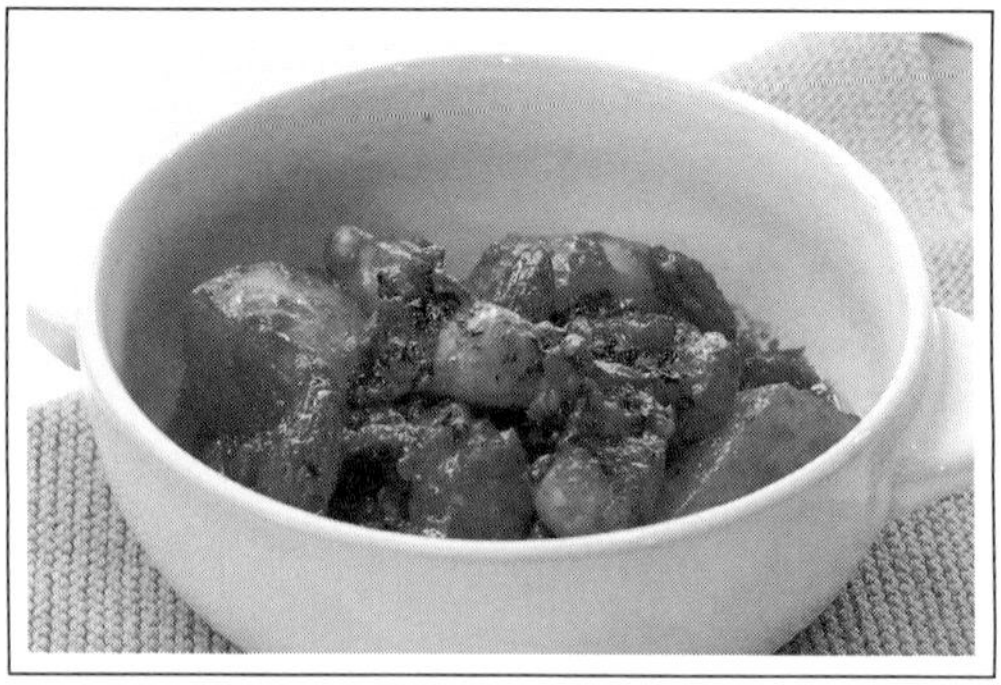

材料(作りやすい分量)

アーモンド(食塩無添加)…30g
じゃがいも、たこ…各200g
玉ねぎ…120g
にんにく…1かけ
Ⓐ トマト缶…400g
白ワイン…50mℓ
塩…小さじ½
ブラックペッパー、輪切り唐辛子…各少々
パセリ(みじん切り、あれば)…適量

作り方

❶じゃがいもは皮をむいて一口大に切り、電子レンジで柔らかくなるまで加熱する。
❷たこは一口大に切り、玉ねぎは食べやすく切る。にんにくは包丁の腹でつぶす。
❸アーモンドと①②Ⓐを鍋に入れ、約15分煮込む。
❹器に盛り、あればみじん切りのパセリをふる。

炒める

ナッツとれんこんと鶏の炒め煮

れんこんとミックスナッツを合わせた、食感を楽しむ和食メニュー。油を使って野菜や肉と一緒に炒めることで、ナッツ類に含まれるビタミンEの吸収率がアップします。

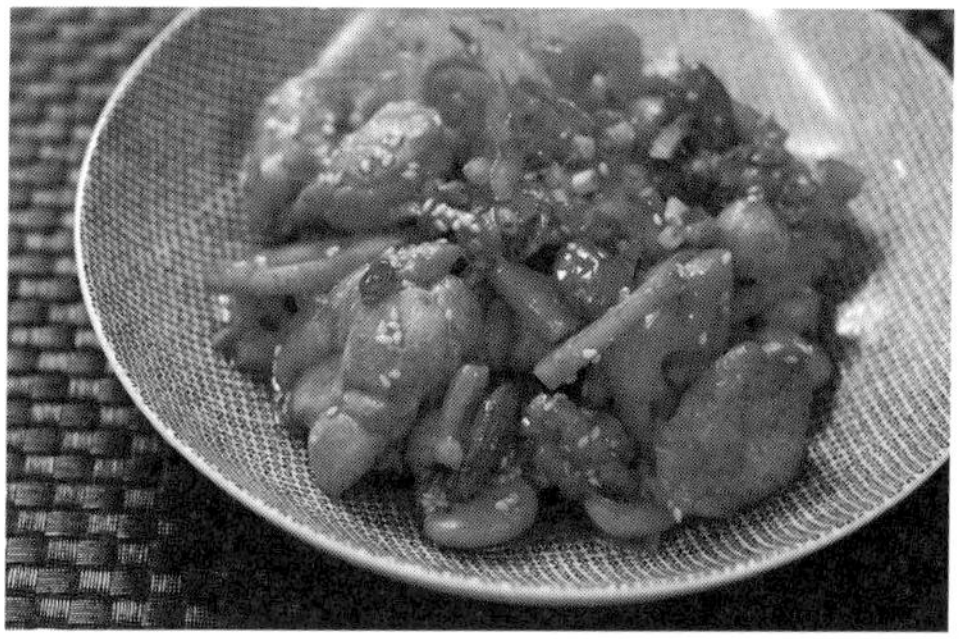

材料(作りやすい分量)

ミックスナッツ(食塩無添加)
…適量
れんこん…120g
鶏もも肉…120g
しょうが(薄切り)…10g
サラダ油…大さじ1
Ⓐ 酒…大さじ2½
Ⓐ 砂糖…大さじ3
Ⓐ しょうゆ…大さじ2
いりごま、輪切り唐辛子(好みで)
…各少々

作り方

❶れんこんは皮をむいて5㎜幅くらいのいちょう切りにする。鶏肉は食べやすく切る。
❷フライパンにサラダ油としょうがを入れて香りが出たら、鶏もも肉とミックスナッツ、れんこんを加えて炒める。
❸最後にⒶを入れ、全体をよく混ぜ合わせる。好みでいりごまや輪切り唐辛子をふる。

漬ける

ナッツのはちみつ漬け

好みのナッツ類で作れますが、アーモンドを入れるのがおすすめ。アーモンドは、糖質を食べる直前に摂るか一緒に食べると血糖値を下げる効果あり。トーストにのせたり、ヨーグルトに入れてどうぞ。

材料(作りやすい分量)

好みのナッツ類(食塩無添加)…適量
はちみつ…ナッツ類が浸るくらいの量

作り方

瓶などの容器にナッツ類を入れ、
ナッツ類が浸るまではちみつを入れる。

ナッツのオリーブオイル漬け

オリーブオイルとナッツ類に含まれる油には、LDL（悪玉）コレステロールを減らす効果や活性酸素を除去する効果があります。オリーブオイルごと毎日数粒ずつ食べてはいかがでしょうか。

材料(作りやすい分量)

好みのナッツ類(食塩無添加)…適量
オリーブオイル…ナッツ類が浸るくらいの量

作り方

瓶などの容器にナッツ類を入れ、
ナッツ類が浸るまでオリーブオイルを入れる。

漬ける

ナッツのしょうゆ漬け

ナッツ類はもちろん、しょうゆの原料である大豆にも活性酸素を除去する効果が期待できます。旨みとコクが増して、美味。砕きやすいクルミならサラダなどのトッピングにも。

材料(作りやすい分量)

好みのナッツ類(食塩無添加)…適量
しょうゆ…ナッツ類が浸るくらいの量

作り方

瓶などの容器にナッツ類を入れ、
ナッツ類が浸るまでしょうゆを入れる。

好みのアレンジを見つけて！

ナッツのはちみつ漬け、オリーブオイル漬け、しょうゆ漬けは、熱湯で消毒した瓶で保存すれば、冷暗所で１か月くらい保存できます。そのままおやつやおつまみにしたり、たんぱく質が多い食品や野菜などと合わせたアレンジレシピで活用してください。

素焼きナッツ

焼き立てのナッツ類は香ばしさが増して、ぐっとおいしくなります。好みの焼き時間を見つけてお試しください。

材料(作りやすい分量)

好みのナッツ類(食塩無添加)…適量

作り方(アーモンドの場合)

オーブンを180℃に予熱し、約10分焼く。
ナッツ類を割って、断面が薄茶色になったら仕上がりのサイン。
※深煎りが好きな方はそのまま2〜3分加熱してください。

燻製ナッツ

燻製すると栄養は変わらないままで長期保存が可能になります。キャンプなど屋外で作るだけでなく、家でも手軽に楽しめます。

材料(作りやすい分量)

好みのナッツ類(食塩無添加)…適量
スモークチップ(桜など)…適量

作り方(フライパンを利用する場合の例)

❶フライパンにアルミホイルを敷き、スモークチップを入れ、金網を置く。
❷アルミホイルで容器を作ってナッツ類を入れ、金網の上に置く。
❸強火で加熱し、チップから煙が出たら火を弱めて約10分加熱する。

揚げる

揚げナッツ

香ばしさが増し、まさかと思うくらいにやめられないおいしさです。
温かいうちにそのまま、または好みの味付けでどうぞ。

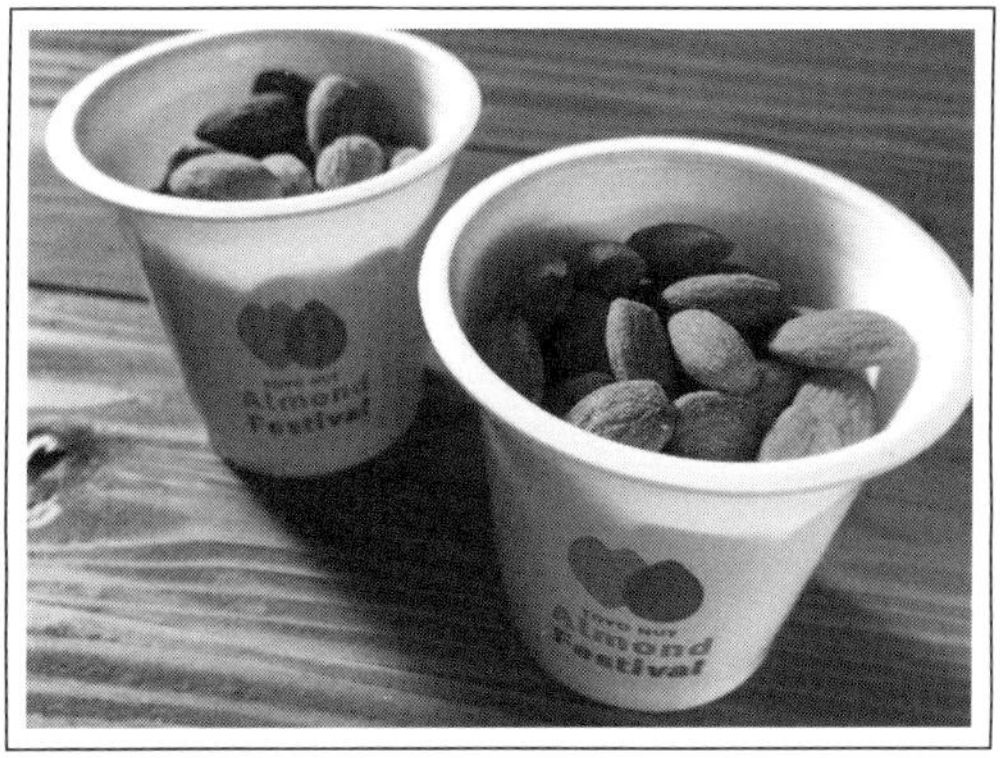

材料（作りやすい分量）

好みのナッツ類（食塩無添加）…適量
好みの油…適量
塩、シナモンパウダー、ガーリックパウダーなど…好みで各適量

作り方（アーモンドの場合）

❶油を熱し、170℃で2～3分揚げる。
❷好みで塩やガーリックパウダー、シナモンパウダーなどをまぶす。

飴がけ

ナッツの飴がけ

材料はたったの3つ。好みのナッツ類、水、グラニュー糖。ただし、グラニュー糖を入れたら絶対にかき混ぜないこと。これだけは守ってください。グラニュー糖はミネラルを含む黒糖に変えてもOK。

材料(作りやすい分量)

好みのナッツ類(食塩無添加)…80g
水…大さじ1
グラニュー糖…50g

作り方

❶フライパンに水とグラニュー糖を入れて火にかけ、ふつふつとしたらフライパンを傾けながら色を均一にし、火を止めてすぐにナッツ類を入れる。
❷天板にあけて冷ます。

甘いものが恋しいときに

甘いおやつが食べたくなったときは、飴がけしたナッツ類をどうぞ。おいしいのはもちろん、体のことも意識したスイーツと言えます。ヨーグルトのトッピングとしてプラスしても美味です。

発芽

発芽アーモンドのサラダ

発芽させたアーモンドは、体によい効果がたくさんあるGABA《ギャバ》がアップします。砕きやすくなるのでサラダのトッピングなどにどうぞ。

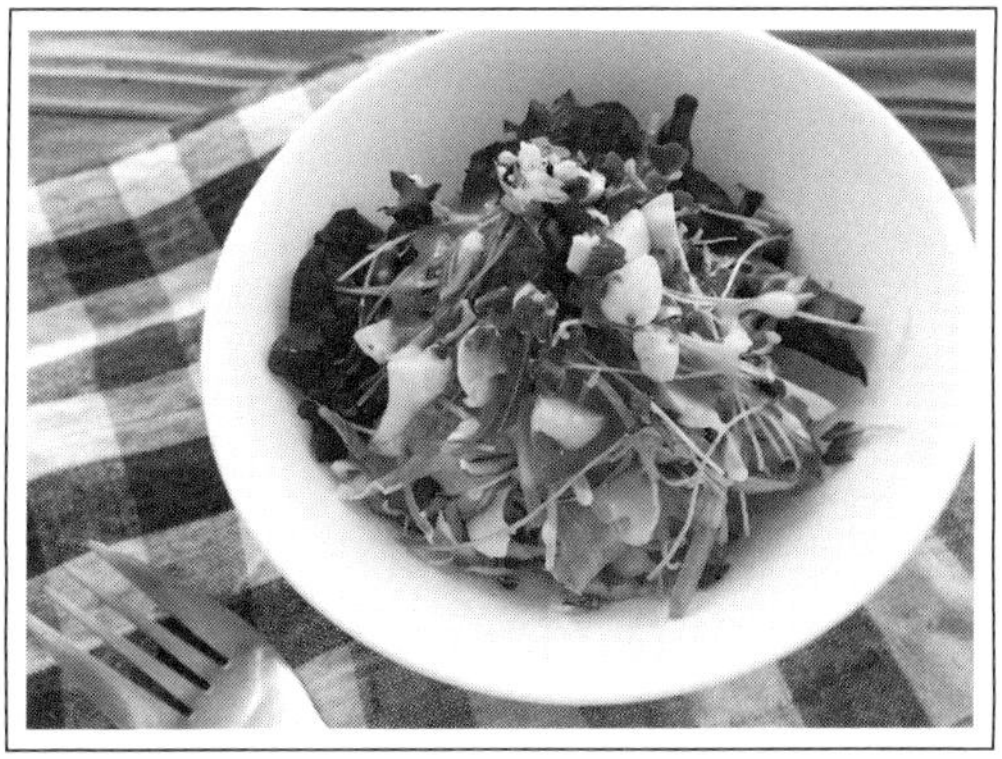

材料（1人分）

発芽アーモンド…8g（約7粒）
好みのカット野菜または野菜サラダ…80g

作り方

器に野菜を盛り、発芽アーモンドを指で砕いてのせる。

自家製発芽アーモンドに挑戦！

器に生のアーモンドを入れてひたひたに水を注ぎ、一晩置けば発芽アーモンドに（139ページ参照）。GABAは癒し効果、血圧調整、睡眠の質を改善する働きがあるアミノ酸です。

ドリンク

アーモンドミルク

忙しい朝でもビタミンとミネラルをしっかり補給できるドリンクです。糖質を含むパンや良質なたんぱく質の卵などを組み合わせれば、一日を始めるために理想的な朝ご飯といえます。

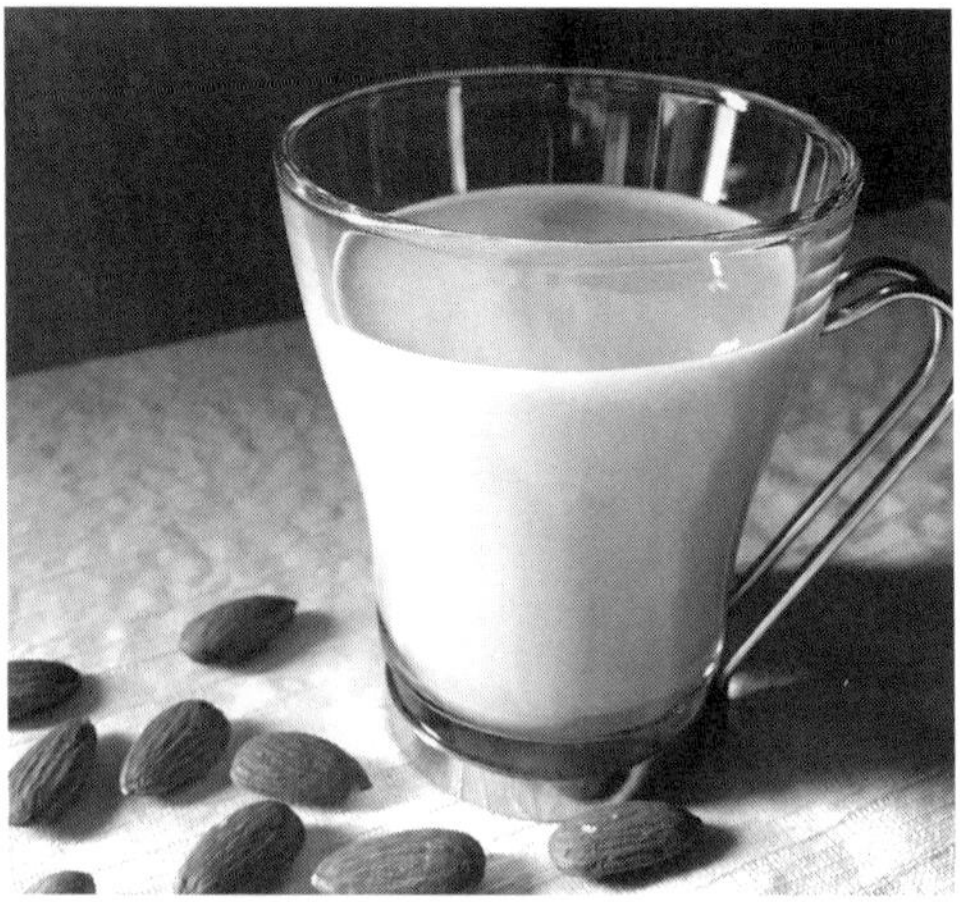

材料（1人分）

アーモンド（食塩無添加）…30g（約28粒）
水（牛乳や豆乳でも）…200mℓ

作り方

❶アーモンドは一晩水に浸けておく。
❷ミキサーに①を入れ、アーモンドが滑らかになるまで攪拌する。
※粒が気になる方はこしてください。

ドリンク

アーモンドスムージー

アーモンドに含まれるビタミンB_2は細胞の再生に働き、肌のターンオーバーをサポート。バナナに含まれるビタミンB_6はたんぱく質の利用効率を高めるので、健康的な肌作りを助けます。

材料(1人分)

アーモンド(食塩無添加)…30g(約28粒)
バナナ…½本
ヨーグルト(無糖)…50g
牛乳、または豆乳…50㎖
はちみつ、またはオリゴ糖(好みで)…適量

作り方

❶バナナは適当な大きさに切って冷凍しておく。
❷ミキサーに①とその他の材料を入れて攪拌する。

好みのナッツをドリンクに

アーモンドミルクはミネラル豊富な硬水で作るのもおすすめ。好みで、はちみつやオリゴ糖などのシロップを加えてもOKです。
スムージーは、体調や気分に合わせてナッツ類やフルーツの組み合わせを変えてみてもよいでしょう。

ナッツ類+《プラス》生薬でもっとヘルシーに！

しそ（蘇葉）

千切りにして ピーナッツと一緒に薬味に

しそは刻み、ピーナッツはビニール袋に入れ、麺棒などで粗く砕いて、冷製うどんなどの薬味に。ピーナッツペーストを出汁で割り、千切りのしそを加えてつけだれにしても。

ピーナッツ

しそを ジェノベーゼソース風に

しそはちぎり、クルミ、カシューナッツ、松の実などのナッツと、にんにくのみじん切り、オリーブオイル、塩、こしょうを一緒になめらかになるまでミキサーにかける。ゆでたパスタを和えたり、ピザのソースにどうぞ。

クルミ　カシューナッツ　松の実

ごま

自家製ごまだれに ナッツ類をプラス

ごま、アーモンド、クルミにしょうゆ、砂糖、ごま油、好みで酢を加えてミキサーにかける。ごま油の代わりにマヨネーズを使っても。ミキサーがなければ、ごまとナッツ類をすり鉢ですり、調味料を順に加えて。

アーモンド　クルミ

混ぜるだけで 常備菜のふりかけに

アーモンド、松の実はビニール袋に入れ、麺棒などで粗く砕いて、ごまと混ぜる。好みで塩や塩昆布を混ぜても。ガラス瓶などの密閉容器で保存。

アーモンド　松の実

山椒

粉山椒ならいつでも手軽！

ポテトサラダを作って砕いたクルミを混ぜ、粉山椒をかける。市販のポテトサラダでも。

クルミ

肉と山椒は相性抜群

ソテー用の豚肉を焼き、肉汁にしょうゆやカシューナッツを加えてソースを作り、山椒をふる。薄切り肉とカシューナッツを炒めて、仕上げに山椒をふればさらにお手軽。

カシューナッツ

しょうが

くず粉＋しょうがでポカポカに

くず粉にすりおろしたしょうがを入れ、お湯を加えてくず湯を作り、仕上げに松の実を散らす。

松の実

簡単ソースに

しょうがと玉ねぎをすりおろし、しょうゆ、酢を加え、ピーナッツのみじん切りを食べる直前に加える。サラダチキンや豚しゃぶなどに。

ピーナッツ

ミント（薄荷）

とっておきの日のおやつに

バニラアイスにミントのみじん切りを混ぜ、アーモンドスライスをのせる。

アーモンド

みかんの皮(陳皮)

ヨーグルトに加えて

スティック状などの陳皮をヨーグルトにつける。陳皮がやわらかくなったら器に盛り、アーモンドスライスまたはピスタチオをのせる。

アーモンド　ピスタチオ

簡単パウンドケーキに

陳皮は牛乳にひたしてやわらかくし、粗く刻む。ナッツ類は粗く刻むか、ビニール袋に入れて粗く砕く。市販のホットケーキミックスに加え、オーブンなどで焼く。アーモンド、クルミ、ピスタチオ、マカデミアナッツなど好みで選んで。

アーモンド　クルミ　ピスタチオ　マカデミアナッツ

シナモン(桂皮)

焼きバナナ

フライパンにバターを溶かして食べやすく切ったバナナを焼き、砂糖をふる。仕上げにシナモンパウダーとアーモンドスライスをからめる。オーブントースターなら、アルミホイルで包み焼きに。

アーモンド

アイスクリームをアレンジ

バニラアイスにシナモンパウダーをふり、アーモンドスライスまたはピスタチオをのせる。

アーモンド　ピスタチオ

ナツメ（大棗）

炊き込みご飯に

ナツメ、カシューナッツ、クコの実を米と一緒に炊く。炊きあがったらナツメの種を取り出し、ごま塩をふる。好みでさつまいもや栗などを一緒に炊いても。

カシューナッツ

簡単コンポートに

ナツメとなしやぶどうなどの果物を鍋に入れ、ひたひたに水を注ぎ、10～15分程度煮る。煮上がるころ、甘みが足りなければはちみつかきび砂糖を加える。果物の皮はむいて使用。そのまま冷まして松の実を加え、汁ごと食べる。

松の実

クコの実（枸杞子）

お手軽前菜に

ナッツ類は粗く刻むか、ビニール袋に入れて粗く砕く。クリームチーズにクコの実とナッツ類を加えて混ぜ、バゲットの薄切りなどにのせる。アーモンド、クルミ、ピスタチオ、ピーナッツなど好みで選んで。

アーモンド　クルミ　ピスタチオ　ピーナッツ

キャロットラペにプラス

にんじんは細切りにするかブレンダーでおろしてオリーブオイル、酢、砂糖、塩、こしょうで和える。クルミとクコの実も加えてよく混ぜる。クルミの代わりに松の実でも。

クルミ　松の実

ゴーヤ(にがうり)

フレッシュサラダに

ゴーヤは薄切りにしてさっとゆでて水にとり、玉ねぎの薄切りと混ぜて冷蔵庫で冷やす。松の実をふり、オリーブオイルと塩、または好みのドレッシングをかける。

松の実

いつものチャンプルにナッツ類をプラス

ゴーヤ、豚肉、卵、豆腐などでゴーヤチャンプルを作り、仕上げにクルミを加えてひと混ぜする。松の実やカシューナッツでもおいしい。

クルミ　松の実　カシューナッツ

ゴボウ

きんぴらゴボウにナッツ類をプラス

ゴボウ、にんじんなどできんぴらゴボウを作り、仕上げに松の実やクルミを加えてひと混ぜする。市販のきんぴらゴボウに加えても。

松の実　クルミ

鶏ゴボウ煮にカシューナッツをプラス

鶏もも肉とゴボウ、にんじん、こんにゃくなどをしょうゆと酒で煮て鶏ゴボウ煮に。仕上げにカシューナッツを丸ごと加えてひと混ぜして完成。

カシューナッツ

コラム
2

GABAが豊富な発芽ナッツ

ローフードを食べる人たちの間では、すでに定番とも言える発芽玄米。

実は、生のナッツも発芽させて食べることができるのです。それが発芽ナッツ。もともとナッツには健康によいさまざまな成分が詰まっているのですが、発芽ナッツにするとGABAがグンと増えます。

GABAはγ《ガンマ》ーアミノ酪酸と呼ばれるアミノ酸の一種で、ストレスを緩和したり、睡眠の質を上げる効果があるので、大注目の成分です。チョコレートなどに配合されている商品を見たことがあるのではないでしょうか。

市販されている発芽ナッツには、発芽アーモンドなどがあります。発芽アーモンドは、ローストされたアーモンドに比べると、さっぱりとした味わい。少しだけしっとりした口当たりで、カリッと感もちゃんと残っているのが独特です。

生のナッツが手に入ったら、自分で作ることもできます。ナッツ全体が浸かるくらいの常温の水に入れて直射日光が当たらないようにします。ナッツは浸水すると膨張するので、容器は大きめのものを使いましょう。浸水時間は、アーモンドなら8〜12時間くらいが目安です。ほんの小さく芽が出たらOK。水を捨てて洗ってから食べます。

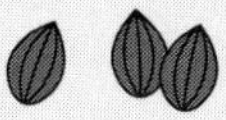

おわりに

「人生100年時代」を健やかに生きる工夫の一つとして、ナッツ食のよさをご紹介しました。

ナッツ類はいつでも手軽に食べられるのが魅力ですが、小さな粒に驚くほどたくさんの健康効果が詰まっていることがわかり、ナッツ類に対する見方が変わったのではないでしょうか。ぜひそれぞれのナッツ類の特長を生かして食べていただけたらと思います。もしナッツ選びに困ったときは、また本書を開いてみてください。そのとき自分や親しい人が気にしていることや症状によって、食べたいナッツ類が変わってくるかもしれません。

食べ方についてもご紹介しました。私の専門である東洋医学の観点から、生薬との組み合わせも提案していますので、ぜひ実践してみてください。いろいろ試しているうちに新しい味わいを発見し、もっとナッツ食が楽しくなると思います。

大切なことは、「毎日、少しずつ、欠かさずに」、です。

本書を著《あらわ》すにあたり、東洋ナッツ食品株式会社の皆様には、さまざまな資料を提供していただいたり、食べ方の提案に力を貸していただくなど、大変お世話になりました。この場を借りてお礼を申し上げます。

そして本書が一人でも多くの方にとってナッツ類のよさを見直すきっかけとなり、ご自身や親しい方の健康にプラスになるよう、毎日の暮らしにナッツ食を取り入れていただくことができれば幸いです。

ともに、人生１００年を楽しんで行きましょう。

工藤孝文

※14 カリフォルニア くるみ協会プレスリリース
「くるみの抗酸化値は ナッツの中で最も高いことが明らかに」(2012.1.12)
https://www.californiakurumi.jp/paper/paper_20120112
※15 Dai J *et al* (2020) Chelation of walnut protein peptide with calcium and calcium absorption promotion in VIVO *IOP Conference Series: Earth and Environmental Science*; 512.
doi: 10.1088/1755-1315/512/1/012067
※16 Wickman B E *et al* (2018) Effect of pistachios and mixed nuts on bone density and osteogenic gene expression in young male rats *THE FASEB Journal*;32;S1.
doi: 10.1096/fasebj.2018.32.1_supplement.548.8
※17 1996年WHOの調査より
※18 カリフォルニア くるみ協会プレスリリース
「新たな研究でくるみの摂取により精子の質が改善する可能性が示唆」(2017.4.25)
https://www.californiakurumi.jp/paper/paper_20170425
※19 Mínguez-Alarcón L *et al* (2017) Fatty acid intake in relation to reproductive hormones and testicular volume among young healthy men *Asian Journal of Andrology*;19:2:184-190.
doi: 10.4103/1008-682X.190323
※20 Aldemir M *et al* (2011) Pistachio diet improves erectile function parameters and serum lipid profiles in patients with erectile dysfunction *International Journal of Impotence Research*; 23,32-38.doi: 10.1038/ijir.2010.33
※21 Adebayo A A *et al* (2019) Almond-supplemented diet improves sexual functions beyond Phosphodiesterase-5 inhibition in diabetic male rats *Heliyon*; 5;12.
doi: 10.1016/j.heliyon.2019.e03035
※22 日本食品標準成分表2015年版(七訂)より算出
※23 カリフォルニア・アーモンド協会
「アーモンドの摂取は、健康的な食生活とより細いウェストラインに貢献?」(2020. 7.21)
https://www.almonds.jp/about-us/press-room/amontonoshequhajiankangdenashishenghuotoyorixiiuesutorainnigongxian
※24 カリフォルニア くるみ協会プレスリリース「くるみが「コレステロール」「中性脂肪」「血圧」「体重」に影響〜 ハーバード大学 の研究者が25年間のエビデンスを検証」(2018.7.18)
https://www.californiakurumi.jp/paper/20180718
※25 カリフォルニア くるみ協会プレスリリース
「ロマリンダ大学の研究で くるみを毎日食べても体重が増えなかったことが判明」(2018.10.18)
https://www.californiakurumi.jp/paper/20181018
※26 カリフォルニア くるみ協会プレスリリース
「くるみを食べると腸内フローラが改善。くるみが善玉菌を増やす!」(2018.6.12)
https://www.californiakurumi.jp/kurumi_column/20180612
※27 国立がん研究センター　最新がん統計2020.7.6発表
https://ganjoho.jp/reg_stat/statistics/stat/summary.html(参照2020.10.10)
※28 Bao Y *et al* (2013) Nut consumption and risk of pancreatic cancer in women *British Journal of Cancer*;109;11,2911-2916.doi: 10.1038/bjc.2013.665
※29 カリフォルニア くるみ協会プレスリリース
「くるみに結腸がんリスク要因の抑制効果の可能性 韓国の研究で明らかに」(2016.5.10)
https://www.californiakurumi.jp/paper/418
※30 カリフォルニア くるみ協会プレスリリース
「くるみが乳がんのリスクを制御する可能性を発見」(2011.9.7)
https://www.californiakurumi.jp/paper/paper_20110907
※31 カリフォルニア くるみ協会プレスリリース「くるみが前立腺ガン対策となる可能性を発表」(2012.1.25)
https://www.californiakurumi.jp/paper/paper_20120125

注

序章

※１　(株)こどもりびんぐ「ウーマンリサーチ『ミックスナッツについての調査』」2020.05発表。
あんふぁんWeb https://enfant.living.jp/mama/woman_research/787232/(参照 2020.10.10)

※２　カリフォルニア・アーモンド協会プレスリリース
「ナッツと聞いて最初に思い浮かべるのは『アーモンド』／健康・美肌の効果に注目が集まる」(2020.1.16)
https://prtimes.jp/main/html/rd/p/000000001.000053148.html

※３　令和2年版高齢社会白書(内閣府)

※４　令和2年版高齢社会白書(内閣府)

※５　「日本における認知症の高齢者人口の将来推計に関する研究」
(平成26年度厚生労働科学研究費補助金特別研究事業、九州大学二宮利治教授)による速報値

第１章

※1　Katz D L *et al* (2012) Effects of walnuts on endothelial function in overweight adults with visceral obesity: a randomized, controlled, crossover trial *Journal of the American College of Nutrition*;31:6, 415-423.doi: 10.1080/07315724.2012.10720468

※2　Jones J B *et al* (2014) A randomized trial on the effects of flavorings on the health benefits of daily peanut consumption *The American Journal of Clinical Nutrition*; 99:3,490-496.doi: 10.3945/ajcn.113.069401

※3　Mohammadifard N *et al* (2015) The effect of tree nut, peanut, and soy nut consumption on blood pressure: a systematic review and meta-analysis of randomized controlled clinical trials *The American Journal of Clinical Nutrition*;101;5,966-982.doi: 10.3945/ajcn.114.091595

※4　カリフォルニア　くるみ協会プレスリリース
「くるみの心疾患への健康効果は腸内細菌の改善によりもたらされる可能性」(2019.12.18)
https://www.californiakurumi.jp/paper/20191218

※5　Lee Bravatti M A *et al* (2019) Almond consumption and risk factors for cardiovascular disease: a systematic review and meta-analysis of randomized controlled trials *Advances in Nutrition*; 10; 6,1076-1088.doi: 10.1093/advances/nmz043

※6　カリフォルニア・アーモンド協会「アーモンド：栄養・科学研究」(2017年9月版)
https://www.almonds.jp/sites/default/files/2020-06/State%20of%20the%20Science_JA_0.pdf

※7　Li S C *et al* (2011) Almond consumption improved glycemic control and lipid profiles in patients with type 2 diabetes mellitus *Metabolism*;60;4,474-479.
doi: 10.1016/j.metabol.2010.04.009

※8　Bach K E et al (2019) Healthy dietary patterns and incidence of CKD; *CJASN*;14 (10) 1441-1449.
doi: 10.2215/CJN.00530119

※9　カリフォルニア　くるみ協会プレスリリース
「UCLAの新たな研究でくるみの記憶力向上効果の可能性が示唆」(2015.2.3)
https://www.californiakurumi.jp/paper/paper_20150203

※10　カリフォルニア　くるみ協会プレスリリース「アルツハイマー病に対するくるみの効果について
新たな研究 くるみを加えた食事が脳を健康にする可能性が動物実験で判明」(2014.11.28)
https://www.californiakurumi.jp/paper/paper_20141128

※11　カリフォルニア　くるみ協会プレスリリース「「JAMA(米国医師会雑誌)」に研究発表
くるみ入り地中海食が加齢性認知機能低下対策に」(2015.6.9)
https://www.californiakurumi.jp/paper/paper_20150609

※12　Cardoso B R *et al* (2016) Effects of Brazil nut consumption on selenium status and cognitive performance in older adults with mild cognitive impairment: a randomized controlled pilot trial *European Journal of Nutrition*;55,107-116.doi: 10.1007/s00394-014-0829-2

※13　Barbour J A *et al* (2017) Cerebrovascular and cognitive benefits of high-oleic peanut consumption in healthy overweight middle-aged adults *Nutritional Neuroscience*;20:10 555-562.
doi: 10.1080/1028415X.2016.1204744

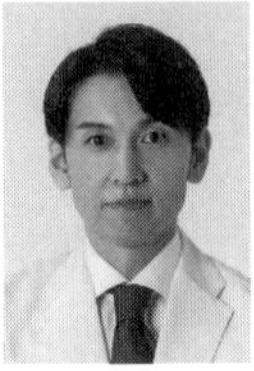

工藤孝文（くどう・たかふみ）

工藤内科院長。東洋医学・漢方医。福岡大学医学部卒業後、アイルランド、オーストラリアへ留学。帰国後、大学病院、地域の基幹病院を経て、現在は、福岡県みやま市の工藤内科で地域医療を行っている。糖尿病・ダイエット治療・漢方治療を専門とし、メディア出演多数。日本内科学会・日本糖尿病学会・日本肥満学会・日本抗加齢医学会・日本東洋医学会・日本女性医学学会・日本高血圧学会・小児慢性疾病指定医。『高野豆腐ダイエットレシピ』（小社刊）ほか、著書多数。

Staff アートディレクション　尾崎文彦（tongpoo）
ブックデザイン　目黒一枝、島崎未知子（tongpoo）
取材協力　加藤大助（東洋ナッツ食品株式会社 フロンティア開発室）
レシピ協力　大谷奈津実（東洋ナッツ食品株式会社 フロンティア開発室 管理栄養士）
編集協力　佐藤紀子
編集制作　早草れい子（Corfu企画）

参考文献 工藤孝文・工藤あき『体が整う 水曜日の漢方』（大和書房）
工藤孝文『なんとなく不調なときの生薬と漢方』（口東書院）
井上浩義『食べても痩せるアーモンドのダイエット力』（小学館101新書）
サンジブ・チョプラ、デビッド・フィッシャー『ハーバード医学教授が教える健康の正解』（ダイヤモンド社）
清水岑夫『生薬101の科学』（講談社ブルーバックス）
田中耕一郎編著『生薬と漢方薬の事典』（日本文芸社）
難波恒雄監修『和漢薬の事典』（朝倉書店）

参考HP 東洋ナッツ食品株式会社　https://www.toyonut.co.jp
日本ナッツ協会　http://www.jna-nut.org/
カリフォルニア くるみ協会　https://www.californiakurumi.jp
カリフォルニア・アーモンド協会　https://www.almonds.jp

驚くべき健康・美容パワーのスーパーフード！

ナッツをうまく食べれば100歳まで長生きできる！

2020年11月20日　初版印刷
2020年11月30日　初版発行

著　者　　工藤孝文
発行者　　小野寺優
発行所　　株式会社河出書房新社
〒151-0051　東京都渋谷区千駄ヶ谷2-32-2
電話　03-3404-1201（営業）
　　　03-3404-8611（編集）
http://www.kawade.co.jp/
印刷・製本　株式会社暁印刷

ISBN978-4-309-28841-3
Printed in Japan

本書の内容に関するお問い合わせは、お手紙かメール（jitsuyou@kawade.co.jp）にて承ります。
恐縮ですが、お電話でのお問い合わせはご遠慮くださいますようお願いいたします。